疲劳是所有疾病的先兆

U0248048

开启无疲劳人生之旅

瑞典人为什么不知疲倦

寻找像瑞典人那样轻松生活的答案

[韩] 朴玟宣 著

施健 译

浙江科学技术出版社

图书在版编目（CIP）数据

瑞典人为什么不知疲倦 / （韩）朴玟宣著；施健译. —杭州：
浙江科学技术出版社，2019.3

ISBN 978-7-5341-8612-7

Ⅰ.①瑞… Ⅱ.①朴… ②施…Ⅲ.①疲劳（生理）－消除－研究－
瑞典 Ⅳ.① R161

中国版本图书馆 CIP 数据核字（2019）第 024245 号

中文简体字版2019年由浙江科学技术出版社发行。本书经由HANBIT
MEDIA独家授权出版，非经书面同意，不得以任何形式再利用。

著作权合同登记号：图字11-2015-282号

书　　名	瑞典人为什么不知疲倦	
著　　者	[韩] 朴玟宣	
译　　者	施　健	

出版发行　浙江科学技术出版社

　　　　　杭州市体育场路347号邮政编码：310006

　　　　　办公室电话：0571-85176593

　　　　　销售部电话：0571-85176040

　　　　　网址：www.zkpress.com

　　　　　E-mail：zkpress@zkpress.com

排　　版　九云梦文化

印　　刷　浙江新华数码印务有限公司

开　　本	880×1230　1/32	印　　张	6.5
字　　数	130 000		
版　　次	2019年3月第1版	印　　次	2019年3月第1次印刷
书　　号	ISBN 978-7-5341-8612-7	定　　价	48.00元

责任编辑	王巧玲	**责任校对**	刘　燕
责任美编	金　晖	**责任印务**	田　文

推荐序 1

吃好、睡好、多运动，我们才健康

人人都希望拥有幸福。想握住幸福，首先需要具备幸福的必要条件，而其中最重要的一条就是健康。我常想，人这一辈子，没了健康，一切都是白忙。随着不断曝出的名人病逝消息，健康话题也屡屡被人们提起，它已经渗入我们的每一根神经。我们重视健康，希望能在身体健康的时候守护它，而不是江心补漏，待病痛缠身时才去追寻它。那么，健康地活着，最基本的条件到底是什么呢？很简单：吃好，睡好，多运动。可这说起来容易，做起来难。相信收到过健康警报的人都会认同这个事实。

我与这本书的作者朴玟宣院长，是在2003年韩国女医师协会会议上结识的，至今我们一直保持着联系。朴院长有着多年的国外生活经验，在韩国女医师协会国际委员会中担任重要角色，她也曾以其卓越的英语能力，为2013年举办的韩国世界女医师协会首尔大会增添了一道光彩。当时，无论是大会准备阶段，还是彩排以及其他各种场合上，我们总能抽空交流，朴院长对当下人们的健康和环境问题表现出的深深忧虑，令我印象深刻。我明白，那不仅是一名医生对大众的关心，更是出于其内心的一种信念。我本人也是医生，又是从政人士，平时对保健福利也尤为关心，故而我们二人相谈甚欢。我有三个孩子，一边照顾孩子一边工作，也难免遇到很多不公平的事。面对种种困难，我们之间总有一丝同病相怜，以及惺惺相惜的情分。

也许是出于对丑恶现象不能容忍的性格，又或许是因为我经常关注社会弱势群体，读完这本书后我深感学到很多新东西。我不禁感慨道，要想国民健康，社会制度和政策是何等重要，社会环境和公民的个人意识是何等重要。

朴院长在瑞典获得博士学位，至今仍和瑞典人保持着密切的交往，她十分关注瑞典的社会制度和政策，格外热爱瑞典的自然环境和饮食，于是写下这本书。她将自己在大学医院以及私人医院救治病患的这30多年的丰富经验，连同在瑞典的各种见闻，用质朴的文字进行叙述。相信不只是我，还会有更多的读者将与此书产生共鸣。

我希望那些在岗位上忙忙碌碌的职场人士，为育儿感到疲倦无助的母亲，以及由于各种原因无法照顾到自己健康的所有人，都能抽空读一读这本书。

希望朴院长介绍的瑞典人的健康秘诀，能让每一位公民都健健康康地过完一生。作为一名医生，一名国会议员，我也将为此竭尽全力。

韩国女医师协会会长，国会议员

朴仁淑

推荐序 2

健康地活百年更重要

　　我和朴玟宣院长的初识，源于书。朴院长在读完我的处女作《金发女人，庆尚道男子》后联系到我，于是有了第一次作者与读者之间的会面。我是典型的庆尚道男人，在瑞典生活了27年，现在是瑞典女子的丈夫，是受到瑞典式教育的3个孩子的父亲。通过与朴院长的交谈，我得知有人和我一样以同样的方式感受、经历着我所看到的、感受到的和生活着的瑞典，我感到很兴奋。朴院长是内科医生，当我听说朴院长将出版一本从医生视角介绍瑞典的健康图书后，心中一直充满着期待。

　　现在的瑞典，是全世界公认的高福利国家、长寿国家。但它并非从一开始就是如此。光是从因为自然环境贫瘠、农耕困难而将目光转向国外的瑞典海盗身上，我们就能略窥一二。瑞典代表性小说《移民》，就向人们讲述了因生活艰难，告别故国，迁徙到美国大陆的瑞典人的艰难生存史。

　　曾是欧洲最贫穷国家的瑞典，之所以成为现在的富裕王国，是因为他们的领导有"希望不再有人因生活困难而背井离乡，离开祖国"的强烈意志，然后又团结了全国人民共同的力量，才得以实现由贫到富的转变。

　　像《瑞典人为什么不知疲倦》这个书名一样，瑞典人的确比世界上其他任何国家的人都更加健康。因为他们的身体从小就熟悉了野外活动，无论年龄怎么增长，他们都会迈开脚步去运动。在瑞典人的意识里，哪怕是很短暂的一会儿，若不走走路，跑跑步，他们就会感觉不自在。在国民层面，这种意识很普遍。瑞典儿童的零食也并非饼干，而是蔬菜和连皮一起吃的水果。不加班的企业文化，也是无疲劳人生的一大功臣。从结果上来说，瑞典人将健康的饮食习惯、国民意识、组织文化等各方面很好地融合在一起，并从根本上监管着会导致疲劳的背景因素。

活得长久自然好，但更重要的是"健健康康地活很久"。作为一个在瑞典生活了近30年，被瑞典人的健康饮食生活和规律且大量的运动震惊的人，我希望这本书能在日常饮食生活和健康管理方面为读者提供借鉴与帮助。

前瑞典国立教育厅特殊财政局局长
《斯堪的纳维亚父母，将时间作为礼物送给孩子》作者

黄先俊

自序

为何推崇瑞典健康法

现代人在周末睡个大懒觉后，依旧感到"好累，真想睡个昏天暗地"。稍微有点压力，就一直把"真上火，脑袋都气炸了"这种消极的话语挂在嘴边。那么，疲劳究竟是人为造成的，还是自然形成的呢？回想一下新员工刚入职的情况，他们往往因工作繁忙，经常加班加点地忙到深夜。这种生活方式如果长期循环往复，即使不加班时，他们也会陷入夜已深却仍不愿入睡的状态，也会忍不住去吃原本只在加班时才吃的夜宵，从而形成不良的睡眠习惯和饮食习惯。而这些习惯只会加重人的疲劳状况。倘若去医院检查，基本只能得到身体并无异常的结论。于是，人们每天都在繁忙的工作中饱受煎熬，在抱怨疲劳中日复一日。可是如果人们不对这种错误的生活习惯加以改善，一味听之任之，时间久了很可能会患上糖尿病、高脂血症、高血压等常见病，严重者甚至有患上癌症的风险。

疲劳是所有疾病的先兆。在疲劳转变为疾病之前，和患者一起寻找预防的方法，帮助他们进行自我改善，是作为一名医生的最大价值。一个人明明总在休息，可仍然感到浑身无力、疲惫不堪的话，怎么去迎接这个朝气蓬勃的新时代呢？我写这本书的目的，就是为了和大家一起思考如何消除每日积攒的疲劳，守护自己的身体，并把解决之道告诉每一位读者。

　　从1991年到1992年，我获得了一个在瑞典学习的机会。尽管我在瑞典实际居住了仅两年时间，但直至1995年取得博士学位之前，我每年都去瑞典访问两三次。在瑞典学习时，因缘际会结识的老师和朋友，现在依然与我保持着亲密往来。很幸运，我拥有了很多能细微观察瑞典人的机会。我观察的结论是：他们是健康的人群。他们的体力真是好，不论是一起工作到深夜，还是去海外出差，哪怕行程很紧凑，也看不出他们脸上有疲惫气色。在瑞典，也很少人感冒。我的孩子在韩国一年四季感冒不断，到了瑞典之后，便很少再患感冒。但从瑞典回来后的第一年，孩子们又多次饱受毛细支气管炎的煎熬，尤其是我的大儿子，因患上哮喘，吃了不少苦。

　　根据2011年世界卫生组织的统计，韩国人的平均寿命是80.7岁，瑞典人的平均寿命是81.7岁，瑞典人的寿命比韩国人多1年。但是如果从平均寿命中减掉患病期，只看健康寿命，韩国人是71岁，瑞典人是74岁。瑞典人比韩国人更健康地多活3年时间。2013年高丽大学研究小组的全国诊疗记录大数据分析结果显示，韩国男性的一生中约有5.4年，女性约有5.9年被疾病纠缠，而瑞典政府统计的国民患病时间约为4.5年。

　　瑞典和韩国的差异到底是什么，以至于瑞典人能够更健康、更长久地生活呢？最初我认为是瑞典首都斯德哥尔摩的空气比首尔的空气更清新、干净。但是回到韩国，真正面对那些毫无理由却感到疲倦的患者，我才明白干净的空气并不是导致两个国家民众健康差异的主要原因。我发现，瑞典人在饮食习惯、工作、生活以及心态等很多方面，都与韩国人不同。

疲劳的原因和症状，不只随年龄差异而有所差别，也会因性别不同而有所变化。一二十岁的考生因被束缚在书桌旁而感到疲惫；三四十岁的职场人士因持续到深夜的工作和饮酒而感到疲惫。但二十岁的考生哪怕一天只简单运动一次，也能消除疲劳；三十多岁的销售人员仅通过减少饮食中肉和酒的分量，健康情况也能得以改善。五十多岁女性的更年期症状虽是自然老化过程中出现的现象，但只要肯在食疗和运动方面下功夫，症状就能得到很好的改善。即使仍有一些未消除的症状，也会有很多治疗方法，所以无须自我煎熬和硬扛。六十多岁的心脏病患者，通过药物治疗、饮食疗法和运动的相互配合，也能重新找回健康。老伴先行辞世、独自生活的七十多岁老人，只要能和老友们一起活动活动筋骨，也能减轻疲劳。如此看来，尽管不同的年龄和性别疲劳的原因不同，但在解决之道上，却有着共通之处。

人们常说压力是疲劳的原因，只要解决了压力，疲劳就能得以改善。压力，既可能像癌症、脑卒中一样从我们的身体里迸发，也可能像战争、考试、过劳、人际纠葛一样在外部发生。不论是在韩国还是瑞典，没有人可以在日常生活中不受丝毫压力，只是每个人对压力的反应不同而已。瑞典人处理压力的方法和心态与韩国人有很大区别。比如，当别人不接受你的某个建议时，韩国人不只认为自己的意见未被采纳，还会觉得连自己本人也未被认可，内心因受伤而积攒压力；而大部分瑞典人只会认为大家的意见不同而已，不会夸大事件，所以承受的压力相对要小很多。如果人们都能像瑞典人一样客观地分析面前的压力，压力就不会再成为危害人体健康的问题，而是一个可以解决的小障碍罢了。

有压力时，我们的体内会产生很多活性氧。活性氧就像汽车的尾气，倘若浓度偏高，便会使细胞感到疲劳，损害细胞的遗传基因，污染血液，妨碍血液循环。所有的疲劳背后，都存在压力和活性氧。活性氧产生初期会在血液中浮动，刺激细胞，使其疲劳。而且，随着年龄的增长，因压力和活性氧导致的身体反应也会有所不同，这一点不容忽视。20～30岁可以说是活性氧在血液内游荡的时期。血液中浮动的活性氧通过刺激细胞，使末梢血管收缩，血液循环开始不畅，这时主要会发生疲劳、过敏、头疼之类的症状。30～50岁时，活性氧会与我们体内的蛋白质或者脂肪结合，形成硬块。血液因此变得浑浊，硬块吸附在血管壁上，形成血栓，导致高血压、高脂血症、糖尿病等病症，还会导致各种并发症。50岁以后，血管中会产生血栓，血栓部位出现更多活性氧。这时，不仅需要单纯地针对疲劳进行治疗，而且连已经出现的疾病也要一起治疗。

解决疲劳的方法往往来自患者本身。和那些哭诉各种疲劳的患者进行仔细的交谈，就能了解患者的饮食习惯、生活模式和压力程度，并能从中找到疲劳的原因。有些压力必须接受医学治疗，但也有些压力通过自己的努力就可以缓解或消除。

我们认为，基本层面上的健康管理属于个人问题。这当然也是一种正确的说法。个人的健康，当然要个人负责。但就像地球上存在的所有生命体一样，人也无时无刻不受到环境的影响。清新的空气和干净的水，它们的重要性无须再强调。家庭、职场和社会的压力等也是影响健康的重要因素。虽然韩国的健康保险制度可以让所有国民享受惠泽，但也主要偏重于疾病保障，在预防医学方面还比较薄弱。在韩国，工作和个人生活的均衡、学业和业余生活的协调等，都是留给所有个体的问题。但在瑞典，为了保障国民的身体、精神健康，国家提高烟草的价格，严格管制国营酒类的销售市场，同时规定店家有不得卖酒给醉酒客人的义务等。如果理解这样的制度，韩国也能找到保障人们不疲劳、更加长寿的方法。

本书出版的宗旨就是以简洁易懂的语言教各位读者分析疲劳、消除疲劳，如学习在办公室或者家里就能消除疲劳的简单运动方法、合理安排饮食的方法、面对压力时立刻就能实践的减压方法等。希望每日"好累啊"不离口的职场人士，以及受各种疲劳困扰的人们，能够通过本书，弄清楚瑞典人健康的原因，掌握我们能够学习和实践的健康方法，然后健康、长寿、幸福地生活下去。

目录

**第一章 瑞典人独创的
远离疲劳的人生**

赶走身体的疲劳，
才能延长健康寿命

第三章 告别疲劳，
从瑞典寻找答案

结束语 告别疲劳，清爽地生活

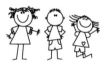

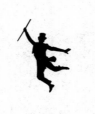

第一章 ——

瑞典人
独创的
远离疲劳的
人生

瑞　国
典　家
风　是
格　国
1　民
　　的
　　家

建立在信赖和团结基础上的国家制度

　　一说到福利国家，大家都会联想到瑞典。但若问哪一点让你认为瑞典是福利国家，大家又都说不出来。这是灌输式教育下的人的典型表现：虽然知道答案，但无法给出逻辑清晰的解释。其实我也是这种人。但不同的是，我有幸体验过真正的瑞典。我不太懂政策和制度，所以我打算从自己亲身体验到的瑞典人的福利说起。

　　1991 年 9 月至 1993 年 8 月，我带着 6 岁和 4 岁的两个孩子来到瑞典留学，切身感受到了为什么人们将瑞典称为"从摇篮到坟墓的彻头彻尾的福利国家"。留学的第一年，我没有任何收入，第二年进入天主教大学研究生院，并取得研究生院助教的资格，领着微薄的工资。因为助教的工资属于瑞典收入标准中最低的水准，低于生活费标准，所以我可以领取福利科资助的住宅租赁扶助金。

瑞典政府给我们提供了充足的住宅租赁扶助金，当时每个月大约有700美元，足以租下一个适合三代人居住的三居室，让我可以毫无负担地照顾两个孩子，以及为了照顾我们而同行的母亲。此外还能领到两个孩子的教育扶助金。我们去瑞典前在韩国准备的生活费其实并不充裕，然而这两笔并未期待过的扶助金给予了我们很大的帮助。每个月领取教育扶助金和住宅租赁扶助金的通知书，就像娘家母亲给客居异乡的女儿寄去的生活费一样，贴心可靠。

18世纪初，随着王权的弱化，瑞典民主主义兴起。以王室和贵族们交出的资产作为基石而开始建立的瑞典福利制度，在20世纪初社会民主主义制度确立后，得到了稳固。瑞典社会福利制度的根基是：国家为国民提供适宜生活的优质环境，国民最大化地履行对国家的义务。

瑞典实施社会福利制度的基本目标是，为在国内居住的所有人，在食品、住宅、生活必需品等方面保障最低生活水平，在患病或者失业等状况下提供经济上的支援。在瑞典，国家在山中、湖边建造了专门供人享受暑期度假的小别墅，如果夫妇二人都工作到正式退休，就能获得三居室的暑期度假住房，此外一年还有一次国外旅游的机会。这种为了实现较高生活水平而提供的具体化的扶助目标，就是瑞典式福利。

瑞典式福利之所以能持续下去，核心是全社会的团结和相互间的信赖。瑞典是很典型的清廉国家。根据 2013 年透明国际进行的国家清廉度调查，瑞典位居第四。瑞典公民信赖政府，相信国家收税公正，并且能够将税收使用在必要的地方。国民像孩子信赖母亲一样，信任着自己的国家，国家像母亲照料孩子一样，照料着自己的国民，这就是瑞典。

瑞典以中产阶层为基准征收的平均所得税率为 32%，收入多时高达 59%。在瑞典遭遇财政危机之前最高税率曾达到 70%，在渡过财政危机后国家修改了一部分福利制度，税率下降到 59%。

孩子也是具有独立人格的个体，人人平等

1991 年秋天我在瑞典做研究，和我同龄的男医生们获得了育儿休假。他们中有一位和我在同一个研究组，在一周一两次的研究组会议时间，他也会带着孩子来，将婴儿车放在身旁参加会议。导师戏说，现在刚过百天的婴儿是我们最小的研究员，其他组员也很自然地对待带着孩子前来开会的同事。我的两个孩子分别出生于 1985 年我当实习生和 1987 年我已成为专科医生的时候。当时通常只有 4 周的产假，我也在 4 周后就重归了职场。而当时亚洲国家的父亲们根本无法想象请产假这回事。

瑞典的产假最多可达480天，属于有偿休假。父母可以分配使用产假，父亲必须要请至少一个月的陪产假，参与育儿。在其中的390天内，父母有权享有日常工资的近80%的补贴，其余90天则领取固定数额

的补贴。无薪休假可长达3年。如果产下双胞胎，还能在此基础上再多休息180天。

大部分托儿所只接收 9 个月以上的孩子。在此之前不接收孩子，孩子必须由父母亲自抚养，因为瑞典在制度上禁止父母将刚断奶的婴儿放在托儿所而自己去工作。另外，瑞典还有弹性工作制度，即你可以将正规工作时间的 60% ~ 70% 作为弹性工作时间，大部分父母无须担心育儿会影响工作，可以不脱离工作岗位，长期工作下去。

国家运营的托儿所，费用根据父母的收入水平进行征收。在瑞典几乎没有收入的我，女儿的托儿所费用一个月仅为 50 美元，而我老师家的同龄孩子，却要支付约 300 美元。托儿所的费用由居住地自治团体将费用清单寄到家中，幼儿园依赖自治团体提交的预算进行运营，所以对每个孩子交多少钱无从知晓。因此，孩子在托儿所也不可能遭遇因缴纳费用不同而被差别对待的情况。

瑞典的男女平等制度扎根已久，在学校里男生和女生都能学到做家务和育儿的方法，因此瑞典男人在做家务和养育孩子方面都很在行。瑞典基本没有超出规定工作时间的额外加班或者公司聚餐，所以父母无须他人的帮助也可以很好地养育孩子。瑞典的教育理念是将所有的儿童都看成具有完整人格的个体，这有助于将他们培养成独立、有创造能力、有思想的人才。教育面前，人人平等。这种教育方式在瑞典人的思想中根深蒂固。

　　小学和中学的９年时间属于义务教育阶段，之后大家按各自的选择，要么接受高等教育，要么选择就业。小学和中学的全部教育都是免费的，高中和大学之类的高等教育，虽然需要缴纳学费，但客观上有国家扶助金，所以几乎等同于免费。不只是学费全免，上学所需的各种用品也由学校准备。教科书、本子、笔等学习用品，以及在学校学艺会上使用的服装等，全部由学校分发，所以父母几乎不用为学校教育做任何准备。

　　我家大儿子在小学一年级学期末的学艺会上，担任了《皇帝长着驴耳朵》的皇帝一角。当我听到这个消息时，就开始烦恼要怎么准备衣裳、王冠等用品。但是在孩子开始练习的几天后我母亲去学校接孩子，带回来一大包物品。包里装满了各种必需品，不只有王冠和衣裳，还有很多其他配套的东西。二年级时孩子转学去了另外一个学校，这次在学期末的学艺会上担任《下金蛋的鹅》中的小儿子一角。公演开始前一周，我去学校参观学习，班主任已经将孩子们在话剧中要穿的衣裳、帽子等全部准备好了。不仅如此，老师看我的孩子体型较大，怕学校准备的衣服穿不了，就将自己的裤子一同带来了，还跟我抱歉说自己没来得及洗。我在震惊之余也非常感动。但是回到韩国后，孩子上小学的情况就完全不一样了。每天我都要为孩子准备次日上课的物品，提前下班去跑东跑西地置办，当时真是非常怀念在瑞典的生活。

　　在瑞典，由于在学校发生的一切事故都会向学校问责，所以老师都教导小学生不要太早上学，放学后不要在学校里逗留。如果父母很早出门上班或者很晚才下班，孩子处于独自一人的时候，可以享受到学校提供的托儿服务。托儿服务需要收取服务费，也根据父母的收入来征收。

在瑞典，不管父母的地位是高还是低，大部分孩子都能上公立学校。上私立学校的孩子也有，但数量很少，只有在宗教或者人种等特殊因素下才会去这类学校。另外，瑞典几乎没有课外辅导班之类的私人教育。学校教育认为独立思考是孩子最大的价值，并通过引导的方式鼓励他们进行独立思考。在学校，实用性的教育尤其多，教师很重视学生的个人特质，不会根据成绩好坏对孩子进行排名。

瑞典青少年最关心的事情就是运动。他们尤其喜欢玩曲棍球和冰球。运动好的学生，人气也很高。这些学生时代参与且投入的运动，使得孩子在成人之后，也能在社会性的运动俱乐部中表现活跃。这是小国瑞典能够在各种国际运动大赛中获得好成绩的原动力。

瑞典基本没有教育费用压力，所以不会出现孩子因为没钱而上不起学的情况。即便如此，2011 年经济合作与发展组织（OECD）的统计显示，瑞典青年人中大学毕业的人占 40% 左右，相比于韩国 65% 的占比要低得多。这是因为在瑞典，只有那些一定需要接受大学教育的人才会去读大学。在瑞典，大学毕业的人和没读大学的人在基本生活水平上没有很大区别，因此他们不把学历当成提高身份的工具。

在有着良好教育环境的瑞典，也存在一些在学校教育中成绩落后的孩子。这时，可以通过学校教育之外的各种社会性教育，对自己想学的内容进行再次充电。韩国电影《苏珊·布林克的阿里郎》中主人公的真实人物原型苏珊·布林克，被瑞典家庭领养，高中退学，成为未婚妈妈，在二十多岁时，通过再次学习，最终成为一名律师。根据学生的选择进行学习，即使失败了，也能再次获得各种机会。在这样的社会下，压力当然就小，与压力相关的各种疾病也自然会少。

在世界引起标杆效应的医疗保险制度

瑞典的医疗保险造福了所有公民，是全世界公认的最好的制度。在瑞典，医疗保险也是整个社会福利中一项最基本的环节，它由中央税和地方税的税收收入共同运营。

一般情况下，瑞典人在居住地附近的医疗机构进行第一轮诊疗，然后根据需要，再决定是否向专业医生发出问诊通知，这种医疗传达体系贯彻得十分成熟。看医生，必须先预约，预约后，确定候诊时间：第一轮诊疗在 3 日内，与首轮诊疗医生指定的营养师商谈在 14 日内，首轮诊疗医生指定的专业诊疗在 10 日内。这些时间由国家明文规定。

关节炎等慢性病患者等候手术的时间要数月，相当长，甚至有人嘲讽说，老人们可能在等候手术的过程中就不幸先行辞世了。这种医疗体系和贫富差距没有关系，任何人都是平等的。从 2005 年开始，为了消除人们对手术等候时间的不满，国家颁布了制度，规定如果专科医生决定做手术，则手术必须在 90 日内实施；如果在居住地管辖医院等候手术的时间超过 90 日，可以在其他地域接受手术。这种情况下，因为做手术而产生的包括必要交通费在内的一切费用，都由医疗保险承担。瑞典的医疗保险制度避免了因为无法支付医疗费用而得不到必要治疗的现象；家中即使有慢性病患者，也无须让家人有所牺牲。

在瑞典，几乎没有人非法滥用医疗保险。除了极少一部分的私人医疗设施外，瑞典的医疗机构都由国家预算进行运营。另外，患者的疾病信息在所有的医疗机构都能够通用。因此，即使到了不同医院，做重复性检查或治疗的可能性几乎为零。虽然会有人对较长的手术等候时间感到愤愤不平，但是很少有人去用旁门左道获得比别人更早的治疗。首先，旁门左道不可能存在。其次，公民对国家的医疗水准和服务有相当的信任感和自豪感。

通过管控吸烟和饮酒，延长国民健康寿命

2010 年美国华盛顿大学健康指标与评估研究所发布了不同国家的伤残调整寿命年（指从发病到死亡所损失的全部健康寿命年）报告。报告显示，拉低生活质量的主要原因就是饮酒和吸烟。人体的健康寿命因饮酒缩短了 11.1 个月，因吸烟缩短了 9.4 个月。

在瑞典，我经常看到一些倚靠在建筑物围墙上抽烟的人，一度认为

瑞典的吸烟率应该很高。可 2011 年 OECD 统计的结果却显示，瑞典人的实际吸烟率很低，仅为 13.1%。我之所以看到很多在室外抽烟的人，是因为瑞典政府禁止人们在室内吸烟。这个规定在我 1991 年居住在瑞典的时候就已经实行了。另外，瑞典的烟草价格比韩国高出 3 倍之多。近年来，瑞典老年人的心血管疾病发病率逐渐降低，这也与政府管控吸烟有很大的关系。烟草通常被认为是导致肺癌的主要原因，但其实更可怕的是它还会导致心血管疾病。二手烟也会增加肺癌、心血管疾病、慢性肺病等多种疾病的发病率。因为烟草会升高活性氧浓度，而活性氧正是让我们身体"生锈"、细胞遗传基因受损的一大杀手。

冬季寒冷而漫长的瑞典，过去和俄国一样，是一个国民经常喝伏特加的国家。但是从 20 世纪 50 年代开始，人们认识到酒不只对健康有负面影响，还会增加本已高昂的社会费用，便开始对酒进行管制，对喝酒的人进行劝导。在 50 年代，一个人能够购买的酒是定量的，超过规定的数量之后就无法继续购买。虽然现在这种制度已经消失，但是酒类销售仍然由国家垄断管理。酒精浓度在 3.5% 以上的酒类，在一般的食品商店买不到，只能在国营酒类销售点的专卖店（systembolaget）才能买到。专卖店在下午 5 点关门，因此对于生活在可以随时随地买到酒的国家的人们来说，这会非常不便。

瑞典的酒税在欧洲最高，税额根据酒精的浓度来定。不只如此，在专卖店还要附加 12%、吧台附加 25% 的消费税，所以酒价相当昂贵。

　　饭店也要在获得销售酒类的许可后，才能销售酒水。在公共场所或者公园喝酒是违法行为，卖酒的专卖店也禁止将酒卖给明显醉酒的客人，这些都是法律明文规定的。醉酒后站得歪歪扭扭或做出一些奇怪的行径也是社会上不能容忍的现象。瑞典的酒类销售量每年都呈现出些许下降的趋势。根据2012年OECD的调查结果，瑞典15岁以上的人，每人每年酒的消费量是7.3升，明显少于韩国的9.18升。

　　适当饮酒，可以扩张血管，有消除紧张情绪的作用，但过度饮用，就会危害到身体健康。酒精会促使记忆力等大脑功能退化，引发脑功能障碍，这也是酒精性老年痴呆的原因。另外，在饮酒后，为了让血液快速恢复正常，心脏需要做比平时更多的运动，从而导致心脏肌肉受损，引发酒精性心肌梗死。此外，肝脏将酒精转变为脂肪，并不断累积，导致脂肪肝和肝硬化的产生。酒精还会妨碍血糖调节，导致糖尿病及其引发的各种综合征。过度饮酒带来的长期损伤是多种多样的。

　　在瑞典，个人自由和独立思考能否得到充分的尊重，也是人们最为看重的。但是吸烟和饮酒会对全国公民的健康造成恶劣影响，也会加重社会费用的支出，因此，国家从政策层面对其进行严格管控。瑞典在烟酒导致的疾病上支出的诊疗费用不断减少，从这一点就可以看出管控政策的效果。

　　瑞典是预防医学非常发达的国家。婴儿出生后，从新生儿的喂乳、断奶餐，到新生儿可能产生的健康问题，所有这方面的教育都由国家提供。第一次教育是商谈师直接上门提供的。所有的预防针，全部免费接种注射。孕妇可以在居住地域的孕妇中心免费接受牙科诊疗、产前管理等医疗服务。另外，瑞典的牙科治疗在 20 岁以下都是全额免费的。

源自信赖和团结的福利制度

韩国的福利制度可以说相当好了。全国提供医疗保险；提供婴幼儿抚养费；从小学到中学提供免费教育；高中教育也计划实施免费教育；政府对低收入阶层提供多种多样的保护政策。当然，要改善的地方还有很多。

所有的福利制度都需要经费作支撑，这个经费由公民积极缴纳的税金承担。前面介绍的瑞典福利制度也是靠公民缴纳的税金才能得以实现。瑞典的税率很高，仅次于丹麦。GDP 的 48.2% 都由税金征收而来，年薪超过 5 万美元的大多数公民，要缴纳工资 49% ～ 59% 的所得税。尽管瑞典的税率如此之高，大部分国民还是觉得，比起自己缴纳的税金，政府提供的福利更多一些。另外，他们认为国家用税金办实事，他们非常认同瑞典政府的格言——"国家是国民的家"，对于所有公民都能在国家的保护下平等生活感到分外满意。尽管现在的瑞典涌入了不少移民和流亡者，已不再是一个单一民族的社会，但国民仍旧支持国家的"国民的家"政策，并给予充分信赖。

瑞典公共部门的支出非常透明。尤其是政府的政策和预算执行，税金和罚金的各种资料都在政府官方网站上明确标示。韩国的黄先俊博士在瑞典生活了 27 年，与瑞典女性结婚，任职教育公务员，又在 2 年前回到韩国，他的故事真是非常生动有趣。他在《金发女人，庆尚道男人》一书中提到，瑞典公务员的办公室要么是开放型，要么是用玻璃隔断，都能很清晰地看到内部。瑞典国会议员则工作繁重，离职率非常高。

瑞典的税金征收率达到 98.5%。在瑞典，如果非法挪用公款，或者逃税、避税，会受到所有人的鄙视。

我在拿到博士学位那天，举办了一个小型聚会。那天发生了一件事，瑞典某女性长官用业务信用卡结算了一件参加公事聚会的裙子，因此被免职。同一时期，韩国前总统全斗焕私吞公款 2700 亿韩元，被发配到百潭寺的新闻，在 CNN 上轰动一时。尽管在过去的 30 年间，韩国在清廉度方面有了很大提高，但依旧存在不纳税的富有阶层。另外，收受贿赂等事件也时有发生，这种新闻不禁让人蹙紧双眉。越是这样，人们对国家的信赖度就越低，国家再想实施通过提高税金来增加福利之类的政策时，就很难获取国民的支持了。国家和国民，以及国民与国民之间的信任关系，不只体现在福利制度中，还体现在医疗服务中。

韩国的健康保险体系框架和瑞典的医疗保险一样，由国民健康保险公团主管。个人接受治疗的费用，按照国民健康保险公团制定的比率进行补助。尽管名义上主张在第一阶段诊疗医院中先接受诊疗，需要时寻求第二阶段或第三阶段的医疗传递系统，但实际上在大部分情况下，只要患者要求，就可以直接到第二或第三阶段的医院接受诊疗。像在瑞典、英国、加拿大等实施由国家主导医疗保险制度的国家，这基本上是不可能发生的事情。

现在，在韩国，不只是在私人医院，甚至在大学医院接受诊断后，仍可以到其他著名的大学医院中再次接受检查、治疗。这时个人负担的金额需由患者自己支付，所以大家都认为："我拿着自己的钱，做自己想做的检查，有什么问题呢？又不会给其他人带来困扰。"但是，韩国的保险制度采取由患者和国民健康保险公团一起分担医疗费的形式，所以，最终会导致国民健康保险公团的财政恶化。患者随心所欲地到其他医院就诊，致使医疗保险财政重复支付费用，其中缘由在于国民对医疗服务和医疗机构的信赖度比较低。

自豪和信赖，是精神健康中非常重要的要素。如果无法信赖他人，得不到他人认可，便会产生不安的情绪和消极的想法，消极的想法又转变成心理负担，身体就会因此感到压力，并有所反应。有了压力之后，人体的肾上腺会发生反应，就像被战争或猛兽袭击一样，使身体处于紧张状态，于是，唾液分泌减少，脉搏加速，血压和血糖升高，神经处于兴奋状态，使人无法入眠；精神无法集中，判断力降低，细胞的活动加快，活性氧的数量增多，细胞功能随之减弱；免疫功能变弱，就易发生带状疱疹、感冒、尿频等多种病症。

如果这种状态持续发生，人会得抑郁症之类的精神性疾病，同时还会伴随紧张性头痛、过敏性大肠综合征、胃炎、功能性消化障碍、高血压、心血管疾病。这种健康问题，从个人角度看，会使生活质量变差，无法进行生产活动；从国家角度看，会使健康保险财政恶化，导致生产减少等宏观问题。

瑞典持续发展了 100 多年的福利制度的基石是信赖和团结。这种信赖和团结，我们是可以逐渐积累的。国家和国民，我和我的邻居，我和我的孩子……如果能保证这些关系网中的彼此信任，让"人和社会需要共同成长"变成大家的共鸣，我们也就能迈出"真正的福利"的第一步了。

瑞典风格2

时下，孩子依然自己吃饭

从小培育孩子的独立性

在瑞典留学时，会议期间我给同事们拿咖啡，或者推荐饼干、糖果之类的东西时，他们或者只拿一个，或者对我推荐东西的行为感到惊讶。最初我还因为自己的好意不被接受而感到伤感呢，了解后才知道，瑞典除了将别人请来家中接待以外，并没有这种分享的文化。在非正式会客时，如果我们擅自为一起吃饭的瑞典人买单，他们会觉得不舒服。替比我年长的人提行李，或者递一下咖啡和饮料等，也让他们觉得不方便。因为，瑞典人"自己能够做的事情，都要独自处理，不给他人添麻烦"的想法很强烈。

从瑞典孩子的身上，也能观察到这样的独立性。在韩国有孩子的家庭中，吃饭时的风景都大致相同。孩子不乖乖坐在餐桌旁，到处跑，父母端着饭碗追着喂孩子，这是比较常见的现象。即使孩子坐在桌旁，父母也是经常喂孩子吃饭。但是在瑞典，刚过周岁的小孩子都是坐在自己的椅子上，自己用手指或者勺子吃饭。即使父母在旁边，也只会给予帮助，不会亲自喂他们吃。

难道瑞典的孩子从一岁开始，就能端端正正、不溅汤水地吃饭吗？其实瑞典孩子也像韩国的孩子那样，比起进入嘴中的食物，粘在脸上、手上、衣服上的食物更多。即便如此，瑞典的父母们也不会夺过勺子去喂食，而是静静地从旁观察，时不时地夸奖一句，然后把注意力集中在大人的餐桌上。最初我也对吃得凌乱、汤汁到处流的孩子感到别扭，可后来，我开始叹服那些父母的耐心。

幼儿园也一样。孩子们穿鞋、穿衣服时，父母和幼儿园老师会在一旁等待，让孩子自己完成。即使费时间，也不会焦躁。从小就在幼儿园参加团体生活的瑞典孩子，很自然地习惯自己做事。像这样，瑞典教育中最重要的价值观——独立的思考方式和创意性，从家庭教育和幼儿教育开始，一直持续到成人时期。

比起外表，更注重实用性

第一次到瑞典的研究室上班时，我穿了很端庄的正装。但是连导师都边笑边说："瑞典人不注重穿得是否好看，而是讲究穿着的实用性。"之后，即使是在工作的医院，不管自己的职位高低，夏天穿牛仔裤和T恤，冬天穿厚厚的毛料西裤和毛衣，这是我最常见的打扮。在瑞典幼儿园的小朋友眼中，也没有贫富差距，夏天是T恤和短裤，冬天是上衣和裤子，再加上连帽的类似太空服的外套，只是颜色不同而已，在他们眼中其实都差不多。

在百货商店也很难找到设计得非常华丽的衣服。当然，瑞典人在聚会或婚礼等特殊日子时，也穿华丽衣服和正装，但在日常生活中，大部分人穿得舒适、实用。瑞典也有很多昂贵的名牌衣服，但从外表来看，其实和价格便宜的大众品牌没什么差异，而且大家也不会在意谁穿了昂贵的衣服。

我留学时，沃尔沃和萨博是瑞典代表性的汽车品牌。我在瑞典的导师开了12年的沃尔沃，其他大部分医生也都喜欢小型汽车。在瑞典，很难找到也基本没有炫耀的行为以及各种繁文缛节。

韩国人经常做"漂亮""苗条"之类的评价。女性如果不漂亮就会受到不公平待遇，甚至男性，也只有帅气的才能获得优待。网络媒体或广播也经常对演艺圈的歌手或演员进行种种外貌评价。

但在瑞典，我基本没听过有人说"漂亮""苗条"之类的话。和我一起工作的人中，有位30多岁的女性生物学者，外貌十分出色，长得像演员一样漂亮，身材苗条。后来了解后才知道，她在20岁出头时还做过模特。我对瑞典同事说"你真漂亮"，对方却冷淡地问我"那又怎样"，当时感觉好丢脸，至今仍印象深刻。瑞典同事的反应之所以如此冷漠，是因为瑞典人更重视的是内在，而不是外表。由此可见，在瑞典，实用性和内在更重要。

彼此关心但依旧独立的人际关系

也许是因为从小接受独立教育，瑞典人即使是父母与子女之间也不想彼此依赖。在瑞典，从 1901 年开始有国防义务，18 岁以上的青年都要义务服务，2010 年 7 月开始转变为募兵制。通常，瑞典人是在高中毕业后、进大学之前去军队，一旦服役结束，大部分人就开始离开父母，独立生活。

长大成人的子女也很少再接受父母的帮助，而年迈的父母也基本上不依赖子女生活。在瑞典，父母和子女之间虽然彼此相爱，但也的确是彼此独立的。

这种独立性的思考和行为，存在于夫妻之间，父母子女之间，职场上下级之间，同事之间，邻里之间。甚至离婚夫妻之间的关系也很"酷"，在圣诞节聚会或者暑期游玩时，瑞典人也会邀请已离婚的配偶和配偶新的对象，或者帮助彼此搬家，长时间外出时也会代为看家等等，就如同认识很久的朋友一样。在瑞典，我经常会见到以上现象。

夫妻往往因为不和而离婚，但瑞典人不会将对一个人的消极看法持续太久。这种实用性的思考方式就是出现上述现象的原因。如果认可彼此的独立性，在感情方面就不会产生很深的矛盾，进而消极的感情也就很少。

这种现象和瑞典人避免直接性矛盾的性格特征息息相关。如果邻居家传出噪声，或者公寓公用的洗漱间被弄脏，也不会有人进行直接抗议，而是寄一封谦恭的信，或者通过管理室传达意见。这种态度的根源在于，某村庄或某区域内规定的规范都是征集所有人的意见后产生的，所以大家都有义务共同遵守。

不管是在办事大厅、社区服务中心、银行，还是在其他需要排队等待的场所，瑞典人都做得非常好。他们能一边和周围人愉快地交谈，一边耐心等待。这种现象在瑞典非常普遍。

瑞典风格 3
因独立生活而更快乐的老年

　　我们把 65 岁以上的人口占总人口数 20% 以上的社会，称为超高龄社会。瑞典就是超高龄社会，而且老年人口还有继续增长的趋势。不管是哪个国家，只要进入老龄化社会，那么必须解决的问题是大同小异的。首先是经济上的安定；其次是拥有能享受生活的安乐窝；然后是面对身体、精神疾病时的解决对策。

　　"长寿国家"瑞典的老人们大多都非常健康。能保障较高生活水平的社会福利制度，能让病患及时接受治疗的医疗保险，强有力的公众保健制度，以及注重独立性、创意性的人才教育，这都是将瑞典打造成长寿国家的要素。

　　瑞典 5% 的人口是 80 岁以上的高龄人士，大部分老人都在自己家中健康地生活着。在瑞典，正式退休年龄为 65 岁，平均退休年龄是 64 岁。瑞典人从退休开始，每个月能得到约 2000 美元的基本养老金。另外，他们还能拿到职场上的退休金。瑞典老人福利的基本原则是"维持个人的生活方式，保障独立性的生活"。

我的导师林霍尔姆教授的母亲，70 岁以后视力减弱，85 岁时已完全失明。身体健康时，她住在自己家中，视力开始变差后，便搬到了教授家附近的租赁公寓中居住，教授和家人们一般每周去看望母亲一两次。从完全失明直至去世为止，她都是在家中独自生活。瑞典的福利制度提供了多方位的服务，如外卖配送、沐浴和清洁工服务，购物、银行业务类的生活辅助，出租车服务等。只要有独自生活的意愿，那么即使是残疾人，也能做到生活自理。老人们的独立生活得到保障，生活质量就会提高，老人在心血管疾病方面的医疗费用就会减少，最终带来相应的积极效果。我想，教授的母亲虽然完全丧失了视力但还能健康幸福地生活下去的原因就在于她的独立心态。然而在一些亚洲国家，大部分人一辈子为子女提供坚实后盾，在年老力衰之后，便期盼子女对自己进行赡养。

我想，这种想法上的差异也许就是造成不同国家老年人之间不同健康状态的原因之一。内心和身体是紧密相连的，如果内心不健康，那么身体也很难健康起来。身体如果不健康，就得不到满足感，产生消极的想法，这些消极的想法在大脑内转化为压力，从而造成血压和血糖上升，血管收缩，致使血液循环出现问题。另外，消极想法和抑郁症也会减弱大脑的认知能力，恶化阿尔茨海默病。实际上有调查显示，患有阿尔茨海默病的老人中，50%都患有抑郁症，如果能对抑郁症进行治疗，那么痴呆症状就能得到好转。此外，消极想法还会弱化免疫功能，增加流行性感冒、带状疱疹等病毒性感染的发生率。如果长时间持续这种状况，便会增加患癌症的风险。

消极情绪还会加剧疼痛。老年人经常发生慢性退行性关节炎之类的慢性疼痛疾病，消极的情绪也是导致疼痛加重的原因之一。所以，如果国家能够为老年人提供以独立的心态自我生活的教育，并制定多种相关的制度，最终便能打造出一个以较小的预算帮助老人安享晚年的大环境。

在瑞典，养老被提到了社会问题的高度。老人不再由家人负责，而是由国家负责。在这种原则之下，瑞典制定了让所有老人都能平等接受惠泽的福利政策。

瑞典风格 4

瑞典风格 极少熬夜学习 和加班

要想把瑞典人健康长寿的原因归结到某一个方面是比较困难的。生活方式和态度、自然环境、食品等各种因素都有影响。

为了建设福利国家，瑞典从 20 世纪 30 年代开始推进社会改革项目。先后实施了《儿童福利法》《国民年金保险法》《国民健康保险法》，之后又导入了等级退休金制，并增加托儿设施建设，实施社会救护制度等。瑞典政府为了建设福利国家，毫不吝惜投资费用。现在，瑞典政府总预算的三分之一都是花在社会福利上的。

瑞典女性的社会活动也非常活跃，在很久之前，斯德哥尔摩议会的女性议员数量就已经过半了。瑞典女性的经济活动参加率是 76.2%，男性参加率是 79.9%，真是巾帼不让须眉。另外，正式员工和非正式员工也没有差别。占瑞典整体劳动者 10% 的非正式员工，根据"同工同酬"的原则，他们在工资收入上与正式员工也并无差异。在"位高任重"模式运行得很好的瑞典，每个人都尽责完成自己应该承担的责任。

瑞典的社会保障制度为瑞典人提供了高水准生活。不管是居住还是职场环境，对健康有害的因素都比较少。学校和社会都持续进行与卫生、健康相关的教育，国家对危害健康的嗜好品（烟和酒）进行严格的监控且效果显著。在这种抑制饮酒和吸烟的政策下，瑞典的酒精相关性疾病和心血管疾病的发病率都在减少。此外，在环境卫生和自然保护政策维护下的生活用水和下水道管理，也为瑞典人的健康提供了保障。

瑞典家庭和幼儿园都在引导孩子享受自然，保护自然。孩子从小接触自然，频繁地参与野外活动，并亲身实践自然保护行为，所以即使长大后，也会经常参与一些享受自然的野外活动。瑞典人最常见的业余活动是走路，走路或其他户外活动能保障人体的身心健康，增强免疫力，减少压力。

瑞典人重视以个人为中心的独立思考方式，自尊心强，从不依靠别人，而是自己为自己的人生负责。自尊和自律，精神健康和肉体健康，都是彼此相连的。自尊心越强，行动的自律性就越强，这就像饮食、生活态度和运动一样，对维持健康生活起着重要作用。另外，这也能使人更加游刃有余地应对精神及肉体上的压力。如果缺乏自尊心，行动的自律性会比较弱，会导致幸福感降低，事事都不如意，容易产生消极情绪。于是，自我管理减弱，在压力面前就变得非常脆弱。根据 2003 年《英国医学日报》发表的研究显示，自尊心弱的人，抑郁症和心脏冠状动脉疾病的发病率都很高。

所以，瑞典人健康长寿与诸多因素有关：健全的福利制度、人人平等的社会氛围、健康的生活方式和独立自尊的心态都是缺一不可的。还有一点值得强调，在瑞典，大部分人都在规定时间内下班，所以有很多和家人共同度过的时间，享受有趣的家庭生活。瑞典的年平均劳动时间是 1625 小时，比韩国的 2193 小时少很多。另外，瑞典人认真工作的原动力之一，就是多样的休假制度和充足的休假天数。熬夜学习对他们来说是一件非常奇怪的事。处在这样的环境下，人们很少出现因过重的业务和加班而生病的情况。近年来，韩国人在坚持正确的饮食习惯、日常化的运动、积极的生活态度方面所付出的努力不比瑞典人少，但是，干净的水、清新的空气之类的自然环境，基本生活环境或工作环境会因国家的制度、教育不同而有所差异，这部分需要国家和国民共同努力才行。

在上面的内容中，我们对瑞典人的健康秘诀进行了分析。接下来，我们要找到属于自己的健康方法。在第二章中，我们首先要对自己的身体状况进行诊断（对自己现在的身体状态进行检查是一件无比重要的事情），然后介绍一些能够帮助你找到疲劳原因的医学检查方法，再从不同职业、不同年龄的角度，通过列举事例，对各种各样的疲劳类型和相关疾病进行分析。在看这一部分内容时，建议您结合自己的情况进行比较。在最后一章中我将分享一些健康管理秘诀，并从饮食、运动、手机、睡眠、压力五个方面谈一谈它们对人体健康的影响，给大家提供一些关于健康长寿的建议。

第二章 ——

赶走身体的

疲劳，

才能延长

健康寿命

疲劳的存在，
必定有其理由

　　世上真的有不疲劳的人吗？睡眠不足，学习劳累，加班太频繁，肝脏功能减弱，罹患癌症……导致疲劳的原因是多种多样的。结束郊游或者体育比赛，乘坐返回的公交巴士时，绝大部分人都在睡觉。这种疲劳是在进行了平时不常做的剧烈运动后，体内的细胞为了获得休息而做出的正常防御。但是，如果既没有加班，也没有剧烈运动，却感到疲劳的话，就需要检查一下是不是身体出现了问题。如果在充分休息后仍旧无法消除疲劳，那么一定有其深层原因。

　　疲劳是指身体和大脑的活动开始减弱、变迟钝的状态。在体育大赛上跑了许久之后，便会感到浑身绵软，困倦侵袭，连一根手指都懒得动弹，浑身疲惫。这是典型的肌肉疲劳，多表现为全身酸痛，并伴随肌肉疼痛的症状。而在长时间的学习之后，人们也会感到疲劳，这意味着即使没有进行体力活动，仅仅头脑感到疲惫，身体也同样会疲劳。睡眠不足也会产生疲劳，但这种疲劳通过休息或者安稳地睡上一觉就会消除。

　　大部分暂时性的过度疲劳会在充分休息后得到缓解。但是，我们身体新陈代谢的速度会随着年龄的增长逐渐减慢，清除活性氧的能力也会减弱，年龄越大，从疲劳中恢复过来的速度就越慢。因此，为了有一个健康的身体，我们需要找到导致自己疲劳的根源，对症下"药"。

体内废弃物堆积导致的肌肉疲劳

　　人一运动，就会牵动胳膊、腿、腰等部位的骨骼肌。女性骨骼肌的重量是体重的36%，男性是42%。因为骨骼肌热量消耗比较多，所以一运动，人们很快就会出现饥饿感。肌肉细胞的主要燃料是糖分，糖分不足时就会消耗脂肪。如果把糖分当作燃料使用，糖分会充分燃烧，几乎不会留下残渣，但如果将脂肪当作燃料使用，便会留下许多废弃物。这些留下的废弃物叫作乳酸和酮体，如果它们在肌肉中堆积，就会产生肌肉疼痛，并通过血液扩散到全身上下。这些分散的乳酸和酮体会妨碍全身细胞的活动，最终导致全身都开始感到疲倦。

　　我们自身有能够分解这种废弃物的能力。若运动过于剧烈，会产生比平时更多的废弃物，它们会堆积在血液中。若能好好休息一下，乳酸和酮体就无法继续产生，已经生成的乳酸和酮体也会慢慢分解，直至疲劳逐渐消失。由于运动而疲劳的细胞偏爱糖分，在运动中或者运动后，吃些糖分多的水果，或者喝些果汁，就能更快地消除疲劳。

脑细胞氧气不足导致的大脑疲劳

即使没有进行运动或者加班，在马拉松式的会议或者长时间听课后，人也会打哈欠，感到疲劳。这是因为尽管人体的肌肉在休息，但脑细胞却在活动。成年人的大脑重约 1.5kg，虽然轻，却需要消耗我们整个身体所需氧气的 20%。尤其在大脑活动活跃时，会消耗更多的氧气，脑细胞中供给的氧气就会不足。

如果大脑感到疲倦，就无法分泌认知功能所必需的神经传递物质——血清素。血清素不足会导致人困体乏，注意力下降。大脑细胞仅将碳水化合物作为能量源使用，如果头脑活动频繁，脑细胞就需要消耗更多的碳水化合物，人就开始吃甜食以补充能量。但由于脑细胞仅需要补充碳水化合物，而不是脂肪或者蛋白质，所以要尽量避免高能量食物的摄取。

在脑力工作中，要少量、多次地摄取砂糖、水果汁之类的糖分，最好打开窗户，供给脑细胞足量的氧气。轻微的拉伸或者散步也能改善全身的血液循环，对消除因大脑活动而产生的疲劳有着显著效果。

睡眠不足导致的疲劳

睡眠不足是疲劳最常见的原因。我们的身体由约 60 兆个细胞组成，人在睡眠期间，全身的细胞运动大量减少，细胞通过自我修复功能治愈身体故障。如果很久无法入睡，身体就会将此认定为"压力"，从而分泌压力激素。压力激素一旦分泌出来，我们的身体就会开始准备与外部攻击作斗争。这种准备如同与老虎般的猛兽进行背水一战一般，心跳加剧，呼吸加速，瞳孔放大，口干舌燥，嗓门变大，身体僵硬或颤抖，睡意全无。同时，血压和血糖上升，消化功能和免疫功能也随之减弱。

所以，无法入睡会使人产生压力，有了压力后，就会因为压力激素的关系，饿了也不自知，也不会有困意。而且，在压力状态下，细胞疲劳后会产生很多活性氧，这会使末梢血管的血液循环随之恶化。加班一两天这种程度的单纯性睡眠不足，在大睡一觉后就能得到缓解，但如果是三班倒这种长期的睡眠不足，不只会导致疲劳，还可能诱发高血压、糖尿病、高脂血症、睡眠障碍等严重的疾病。

不均衡、不规则的饮食习惯导致的疲劳

很多二三十岁的职场人士经常省略早餐，午餐多是在公司附近的餐厅吃些大米饭和汤，晚餐则是高脂肪高热量的食物，如炸鸡配啤酒。他

们饮酒也不节制，更倾向于暴饮、酗酒。工作期间再不时喝点含糖量高的咖啡或者可乐等甜饮料，从整体饮食上看，他们的脂肪和能量摄取量都普遍偏高。

早上人们喜欢喝甜饮，因为人体需要借助能量开展身体活动。但喝了甜饮之后，血糖会升高，为了解决此问题，身体分泌出调节血糖的胰岛素，降低血糖。而在血糖降低后，人会感觉疲劳、头痛，于是又开始寻找甜食，形成这样的恶性循环。如果早餐一点都不吃，靠糖分作为能量源的脑细胞就无法正常活动，大脑就无法清醒，感到疲劳。晚餐如果暴饮暴食，为了消化吃进去的食物，消化器官就会整晚熬夜工作，细胞得不到休息，血液内的胆固醇和活性氧就会堆积，加重疲劳程度。这样就更容易出现起床困难、不吃早餐的恶性循环。而新鲜蔬菜和水果中的维生素、矿物质、酶和抗氧化物质摄入不足会使细胞功能更加恶化。

与此相反，偏爱苗条身材的年轻女性或者 50 岁以上的中老年人中，有很多人出现脂肪或总能量摄取不足的现象。年轻女性为了保持身材，中老年人因听闻素食对治疗高脂血症、糖尿病、高血压等常见病有帮助的传言，都限制饮食。2012年韩国国民健康营养调查结果显示，20～30 岁的女性中，每 10 人就有 2.5 人摄取的能量不到所需总能量的 75%，钙、铁、维生素 A 等营养素摄取不足，而且有 50% 的人不吃早餐。70 岁以上的老年人中，营养摄取不足的男性占 11.6%，女性占 21.5%。

营养摄取不足，细胞就无法得到充分的能量，细胞代谢就会产生障碍。另外，维生素 A、维生素 D、维生素 E 这些脂溶性维生素的不足会导致细胞受到损伤。这种营养不足会恶化人体的免疫功能，引发身体内的炎症反应，增加心血管疾病的发病率。尽管的确存在苗条的身材和素食能延长寿命的研究结果，但也存在与之截然相反的研究结果。

有研究者对 7767 名采取药物治疗的心脏疾病患者进行 3 年以上追踪观察，结果显示肥胖患者中有 28.4% 的人死亡，而低体重的患者中则有 45% 的人死亡。另一项对心脏冠状动脉疾病患者进行的研究也显示出同样的结论。一个以没有心脏疾病、年龄在 40 ~ 70 岁的复员军人为研究对象的调查中，结果同样显示肥胖群体的死亡率要比正常体重群体低 22%。

欧洲一个研究显示，从肥胖体重转变为正常体重的人群，因心脏病导致死亡的概率最高。这个结果意味着人为减重反而会对人体健康造成恶劣影响。无论是吃得太多，还是吃得太少，都不利于健康。虽然有人说少吃才能长寿，但是瑞典的一个研究表明，低体重男性的死亡危险率比正常体重的男性高 2.4 倍，低体重女性的死亡危险率比正常体重的女性高 2 倍。

吃得太多或太少都会使我们的身体感到疲惫。请大家记住，撇开单纯的多吃和少吃，与自己的年龄段、健康状态相符的吃法才是让我们的身体更加健康、减少身心疲劳的方法。

今天我也很疲惫，得病了吗？

常有这样的感觉，今天很累。早上起床、出门上班就如同攀登喜马拉雅山一样困难。吃早饭的时候，边吃边嘟囔："真想再多睡一分钟。"即使上班去了，依然感到心烦，头疼，胸中憋闷，不能集中精力。虽然想休一天病假，但看上去又不像是生病。即使去医院做了检查，医生也会无情地做出没有异常的诊断。

我们难以将自己的身体单纯地分为"健康"或者"患病"这两种类型。很多因疲劳到门诊找我咨询的人，都会一边问："医生，是不是哪里不好呢？肝不好吗？肾不好吗？"一边做着自我诊断。幸运的是，这些抱怨疲劳的人，大部分的检查结果都显示没有异常。但没有异常的诊断结果就能说明这些人是健康的吗？并非如此。因疲劳而给日常生活带来不便的人，不能因为检查结果正常就对自己的身体放任不管。这种情况可以认为是身体在向主人发出"可能产生疾病风险"的信号。虽然不是直接诊断疾病的方法，但是像活性氧检查、血液循环检查、身体成分检查、肾上腺功能检查、重金属检查、线粒体检查等各项检查，都对找出疲劳的原因有所帮助。

活性氧检查，你体内的废弃物是否过多？

细胞需要得到氧气和营养成分的供给才能存活下去。我们吃的食物中的碳水化合物分解成葡萄糖，蛋白质分解成氨基酸，脂肪分解成脂肪酸，然后转移到细胞中。在那里，葡萄糖和脂肪酸转变成一种叫作三磷酸腺苷的能源，供细胞使用。另一方面，在葡萄糖、氨基酸、脂肪酸的转化过程中，会产生活性氧。这就如同汽车燃料燃烧后排出的尾气一样。免疫细胞在消除进入人体的细菌和病毒的过程中，也会生成活性氧。正常情况下，活性氧按照需求量不断地被生成、排出，保持着均衡。

β-胡萝卜素、维生素C和谷胱甘肽等抗氧化物质可以分解活性氧，起到使活性氧无法破坏细胞的作用。但是如果人体已经被细菌和病毒感染，或长时间裸露在阳光下，或做剧烈运动，或者承受压力的时候，活性氧就会增加，超过人体在正常情况下消除活性氧的抗氧化能力，最终导致活性氧的浓度增加。

活性氧浓度的增加会妨碍正常细胞的功能，或者损伤细胞自身，这叫作"氧化压力"，即"氧化应激"。氧化应激会成为慢性疲劳、高脂血症、动脉硬化、心脏疾病、末梢血管疾病、过敏性皮炎、癌症、衰老、肾脏疾病等发生的原因，而且会恶化已经罹患的疾病。

最初产生的活性氧只会妨碍细胞功能，但如果长时间持续下去，就会导致细胞损伤。另外，活性氧的生化性质非常不稳定，和体内的糖、蛋白质、脂肪发生反应后会转变成完全不同的其他物质。

正常的脂肪或者蛋白质会在体内酶的作用下分解，随后生成新的蛋白质和脂肪，不断循环。但与活性氧进行反应的脂肪，会转化成叫作氧化脂质的新物质，它无法通过体内固有的酶进行分解，而是堆积在组织中。再加上氧化性蛋白质或过氧化脂质存在彼此凝结的性质，会逐渐累积成块，成为妨碍血液流动的原因。堆积在体内组织中的这些块状物，成为人体老化的主要原因。

另外，血液中正常存在的葡萄糖会和蛋白质发生反应，生成名为糖基化终末产物的新物质，它们也有着互相凝结的性质，也会逐渐累积成块。这些物质会像活性氧一样，恶化氧化应激，增加血液黏度，还会转变为晚期糖基化终末产物，引发动脉硬化、白内障、退行性关节炎等多种老化现象。这种现象在血糖浓度高的糖尿病患者、肾脏功能有障碍的患者身上更加明显。

　　那些让我们的身体染上各种疾病的活性氧与以下几种情况有关，请一定要时刻注意！

// 加速人体衰老的晚期糖基化终末产物 //

　　年龄越大，活性氧越多，人体正常的抗氧化功能便会减弱，氧化应激也随之增加。另外，不仅是患有糖尿病、高血糖的人，在其他健康人的血液中，晚期糖基化终末产物的浓度也会随着年龄的增长而增加。

　　晚期糖基化终末产物堆积在眼球的晶状体、皮肤、血管壁、关节、肌肉、脑细胞等位置，弱化正常组织的功能，成为白内障、皮肤弹性降低、动脉硬化症、退行性关节炎以及肌肉消失和萎缩发生的原因。

// 血液中脂肪量多的高脂血症 //

　　高脂血症患者血液内过多的脂肪会造成血管细胞损伤，导致患者体内的活性氧增加。特别是患者体内的过氧化脂质（对皮肤有害的代表性物质），是恶化氧化应激、损伤血管内壁细胞、生成血栓的原因。众所周知，氧化应激会加快动脉硬化症、末梢血管障碍、血管性痴呆等症状的恶化。

// 肾脏疾病和活性氧 //

　　即使不患有肾脏疾病，一旦肾脏功能减弱，活性氧的浓度也会增加，导致氧化应激，造成肾脏功能损伤。氧化应激是糖尿病或动脉硬化患者发生肾脏并发症的重要原因。

// 导致慢性疲劳的精神压力、肉体压力 //

过劳、吸烟、公害，是氧化应激增加的原因。尤其是精神和肉体上的压力，会导致压力激素分泌增多，造成活性氧增加，形成人体的慢性疲劳。另外，慢性的氧化应激会导致细胞的遗传基因变形，是导致各种癌症发生的原因之一。

因此，为了减少可能诱发各种疾病的活性氧，不仅要禁烟，还必须治疗糖尿病、高脂血症、肥胖之类的慢性代谢异常疾病。

脂肪和蛋白质会制造出很多类似活性氧的废弃物，所以要合理、适量地进食。少用化学添加剂，因为它也是在人体内产生活性氧的有害物质。

新鲜蔬菜和水果中含有丰富的能够去除活性氧的物质，要充分食用。运动能增加血液循环，有效地消除活性氧，因此也要坚持运动。但是过度的运动反而会因为肉体上的压力产生更多活性氧，所以运动要适度。

要呼吸清新的空气，就需要户外活动；为了减少压力，需要积极的心态，充沛的精力，这对减少活性氧也大有裨益；或者进行临床上已得到验证的抗氧化剂注射治疗，或者摄取维生素 A、维生素 C、维生素 E、谷胱甘肽、银杏叶萃取物和咖喱等多种抗氧化物质。另外，含有锌、硒、泛素等物质的口服抗氧化产品也不错。但由于各种抗氧化物质需在体内形成调和、进行相互反应，所以食用具有各种抗氧化物质的天然食品效果最佳。

目前，实验室里以研究为目的使用的活性氧浓度检查和抗氧化力检查，已在临床上发展成仅用一滴血液就能轻松检测的方法。如此一来，对治疗前的氧化应激和治疗后抗氧化力的改善程度都能一目了然。

血液循环检查，你的血液循环正常吗？

一切疾病的初期症状都是疲劳。从生物学角度来看，疲劳是由于细胞功能变差导致的。细胞为了发挥正常的功能需要得到充足的氧气和营养成分，还要迅速清除自身所排出的废弃物。如果氧气或者营养成分的供给不足，废弃物的非正常堆积过多，细胞就无法正常工作。因此，要想解决疲劳，就要明确是否为细胞供应了充足的营养成分和氧气，是否有效地清除了体内的废弃物。

血液循环起到给细胞供给营养成分和氧气、排除废弃物的作用。因此，在持续感到疲劳时，可以做一下血液循环检查。动脉血液供给氧气和营养成分，静脉血液清扫各个细胞排出的废弃物。因此，保持从心脏起，经由动脉以及静脉，再次回到心脏的活跃的血液循环，是维持细胞功能、消除疲劳的好方法。一般情况下，给细胞供给氧气的红细胞从心脏中出来，转遍全身，再次回到心脏花费的时间是20秒。

那么，血液循环为什么会变差呢？如果将成年人的血管连在一起，大约有12万千米，能绕地球两圈半。从心脏开始，比手指更粗的动脉血管伸展到全身各个部位，在到达身体的末端部位后，就变成比头发丝还细的毛细血管。这些毛细血管的重要工作就是给各个细胞提供氧气和营养成分，搬运细胞制造的废弃物。回收了废弃物的毛细血管重新回到心脏，在此过程中逐渐变粗，形成静脉血管。

// 末梢血管检查 //

像蜘蛛网一样散发出去的毛细血管总长约4万千米，这种毛细血管循环被称为末梢血管循环。如果末梢血管循环不好，人就会产生疲劳、手脚发麻、注意力障碍、认知障碍等症状。另外，毛细血管的血液循环被毛细血管周围的环境和交感神经左右，如果废弃物多或者交感神经兴奋，毛细血管就会收缩起来，末梢血管循环就会变坏。无论是精神还是肉体上的压力都会使人体产生更多的废弃物，交感神经也会更加兴奋，所以末梢血管循环会更糟糕。

末梢血管检查，是指用显微镜将手指甲下面的毛细血管放大后进行观察。因为检查的是手指甲下面的毛细血管，因此也叫作"甲襞毛细血管检查"。

做甲襞毛细血管检查，可以直接用显微镜观察到毛细血管的模样和血液的流动。末梢血管是使动脉血变成静脉血的血管，如同梳齿的模样。末梢血液流动缓慢时，毛细血管样子不清楚或者较短时，看起来像小球体或动脉和静脉彼此交缠时，都会被诊断为毛细血管有异常。尤其是末梢血管之间疑似有出血的斑点时，更要注意。

根据首尔圣母医院眼科小组的研究结果，在由于眼球内压力变大而失明的患者中，有 55.6% 的人都存在甲襞毛细血管扩张的现象，32.3% 的人存在毛细血管消失的现象，19.4% 的人存在毛细血管出血的现象。另外，有视神经乳头出血的人，毛细血管消失的可能性比正常人高 11 倍，出血可能性高 81 倍。

// 血压和血管检查 //

血压分为心脏收缩时的高压（收缩压）和心脏舒张时的低压（舒张压）。收缩压和舒张压的差异就叫作脉压，血压和脉压都是衡量心血管系统是否健康的重要指标。

对于 50 岁以下相对较年轻的患者，舒张压是最重要的危险因子；对于 50 ~ 59 岁的人群，舒张压和脉压是最重要的危险因子；而对于 60 岁以上的高龄人群，脉压是最重要的危险因子。脉压是预测心肌梗死之类的心脏疾病的重要指标，也是衡量糖尿病或慢性肾衰竭相关的多发性动脉硬化症危险性的重要指标。脉压越高，就意味着健康状态越差。

血管的老化和僵化度是诊断动脉硬化的重要指标。通过血管的僵化度，还能预测发生心血管疾病的风险，对治疗效果的判定也有所帮助。脉搏快慢是确认动脉弹性的指标，一般来说，越年轻，脉搏越慢，年龄越大，脉搏越快。

身体成分检查，让你知晓身体的状态

身体成分检查，是指利用我们体内的骨骼、肌肉、脂肪、水分等物理性质的不同，来确认肌肉和体脂肪均衡性的一种方法。通过这个检查，能测出当下的营养状态，以及肌肉、骨骼、水分等的含量。肌肉和骨骼含量越高，营养状态越好，体力就越好。特别是为了了解癌症治疗或大手术之后的预后恢复情况，常使用身体成分检查。

通过身体成分检查，也能确认患者体内的水分是否平衡。像血液一样能被肉眼看到的体内的水分，叫作细胞外液，而细胞内的水分叫作细胞内液。我们常说的身体水肿，指的就是身体水分超出了正常范围，所说的脱水就是指身体水分低于正常范围。这主要是因为细胞外液在数量上发生了变化。但在一部分人身上，会发生细胞内液比细胞外液少的情况，这时他们会感到非常疲劳。这种现象经常发生在更年期以后的女性身上，大部分患者的活性氧浓度也都很高。活性氧会刺激细胞，使细胞膜变弱，由此导致细胞内液向外流出。另外，男性身体成分的检查结果与心血管疾病的发生风险以及雄性激素的浓度有关。即使是体重相同的肥胖男性，肌肉多的男性比脂肪多的男性舒张压更低，"坏胆固醇"即低密度脂蛋白胆固醇（LDL 胆固醇）的浓度也更低，"好胆固醇"即高密度脂蛋白胆固醇（HDL 胆固醇）的浓度更高。

肾上腺功能检查，你是否压力过大？

肾上腺是紧贴在两侧肾脏上的酷似帽子的器官。肾上腺的皮质在身体有压力的时候能够产生肾上腺皮质激素，让我们的身体能很好地应对压力。

肾上腺皮质激素是身体内代表性的压力激素。当我们遇到难以应对的状况时，压力激素会提升血压、加快脉搏、升高血糖，帮助我们的身体很好地应对压力。这时，消化器官和免疫功能都会变得非常脆弱。这种急性反应之后，肾上腺皮质激素会回归正常。但如果压力长时间持续，肾上腺就会持续疲劳，无法再生成肾上腺皮质激素。自然，在正常情况下需要的肾上腺皮质激素也开始不足，人体会产生疲劳和食欲不振等症状。另外，以治疗为目的而长期使用肾上腺皮质激素的人，如果突然中断药物，也会出现相同的症状。

肾上腺功能的检查，既可以用血液检查也可以用唾液检查。肾上腺功能在上午、下午以及晚上会随着时间的变化而变化。所以，要想得到准确的结果，必须在一天内收集四次唾液，或者在一天内采集两次血液进行检查。

重金属检查，你体内是否有重金属堆积？

我们经常接触的重金属有水银、铅、镉、砷等。这些重金属通过汽车尾气和工厂废水排放出去。重金属会污染水质，水再污染土壤。人类食用被污染的土地上生长的农作物后，会将这些有害物质摄入体内。进入体内的重金属会在组织内堆积，且特别容易堆积在神经细胞中，产生很多活性氧，导致疲劳。

要想知道重金属是否堆积在体内，就要进行组织检查或者毛发检查。组织检查很复杂，也很麻烦，一般都是通过毛发检查来确认重金属是否堆积。

线粒体检查，你细胞内的"发电站"是否运转正常？

线粒体是存在于细胞内的微器官。细胞的主要能源是糖分，在特殊情况下也会将蛋白质和脂肪作为能源使用。如果有糖、蛋白质、脂肪进入细胞内，线粒体就会将其分解，生成叫作三磷酸腺苷（ATP）的能源，起到发电站般的作用。如果不先在发电站内转换成电力，再多的煤炭、核燃料也无法方便每个家庭的生活，人体也是同样的道理。另外，线粒体在细胞的分化、成长和死亡过程中也起着重要作用。

细胞利用三磷酸腺苷维持生命。在活跃的细胞中，存在很多线粒体，活动变慢后，线粒体数量也会减少。即细胞功能越旺盛，需要的能量就越多，线粒体的数量就随之增加；相反，如果细胞功能减弱，线粒体的数量就会减少。线粒体数量减少的话，摄取的糖分、脂肪、蛋白质就无法被消耗，而堆积在血液中。如果持续这种状态的话，就会导致糖尿病、高脂血症等很多疾病。细胞无法得到所需要的能量，就如同没有电力供应的建筑物一样，无法实施自己的特定功能。若长时间放任这种情况，就会因糖尿病、高脂血症、代谢综合征之类的疾病导致血液循环发生异常。从结果来看，细胞的功能障碍就会更加恶化，形成恶性循环。

我们从父母亲那儿得到的遗传基因 DNA 存在于细胞核内，会被子子孙孙世代遗传下去。在线粒体内也有 DNA，但这里的 DNA 是从母亲那里得到的。所以，线粒体的功能一般和母亲的体质相关。最近医学研究显示，糖尿病患者中，母亲是糖尿病患者的比例要比父亲是糖尿病患者的比例高出 2 倍，可以说是反证了线粒体的功能。

遗传基因只存在细胞的核和线粒体中。在血液检查中，如果不是在细胞内而是在血浆里发现线粒体的存在，这就是细胞受损的证据。线粒体检查就是对存在于血液细胞中的线粒体的平均数量和细胞外存在的线粒体的数量进行对比，以此来确认人体的健康状态。如果细胞内的线粒

体数量少，或者细胞外存在的遗传基因多，细胞的功能都会变差，导致
疲劳。有研究显示，与线粒体功能障碍相关的疾病不只有糖尿病和代谢
综合征，还有帕金森病、阿尔茨海默病等各种神经系统疾病，以及精神
分裂症等精神科的疾病。

世上有多少种
职业，
就有多少种
疲劳原因

担心考试！应试者的疲劳

为了成为教师，奋力准备招聘考试的 29 岁的金英载，说自己非常疲劳，因而来到医院寻求帮助。金英载称自己一直都很疲劳，无法进入深度睡眠。从 2 ～ 3 年前起，就时不时地出现阳痿现象，最近几个月完全无法勃起。泌尿科检查结果显示其泌尿系统方面没有问题，激素检查结果显示他的生长激素浓度明显低于他这个年龄的正常值。

在鹭梁津考试院生活了快 3 年的金英载，在别人起床的时间，大约凌晨 4 点左右才上床休息，上午 11 点左右起床。午后 2 ～ 3 点到考试院附近的餐厅吃"早午饭"，在读书室里学习 5 ～ 6 小时后，又在网吧里玩游戏到很晚。这种生活状态反复循环。即使上床后，也要花上 2 小时才能睡着，睡着后又经常做梦，容易从梦中惊醒，目前已服用安眠药 1 年以上。他也基本不做任何运动。

为了查找出金英载出现疲劳、睡眠障碍、阳痿等现象的原因，我对他进行了几项检查，结果确定他患有脂肪肝，甘油三酯偏高。金英载血液中活性氧的浓度很高，而维生素 D 的浓度却很低。在咨询过程中我还发现他有注意力集中障碍、焦虑神经症等疑似症状。

金英载虽是因为觉得自己有慢性疲劳才来到医院，但我最担心的是他的阳痿症状。阳痿既可能因心理性阳痿、抑郁症之类的精神问题，一时性地发生；也可能因血液中的活性氧浓度过高，伴随着激素不平衡和血流异常等现象而发生。当然，泌尿系统方面的问题和激素不平衡的问题也会成为阳痿的原因，但是年轻人身上发生的一时性阳痿可以通过有规律的饮食、充足的睡眠、积极的运动来进行改善。另外，当怀疑是焦虑症之类的精神科疾病时，也可以通过积极的心理治疗来改善这种附带性质的阳痿症状。

针对金英载这种情况，首先要做的事情应该是调整睡眠时间。我建议他尽量养成晚上 12 点前睡觉、早上 8 点前起床的习惯。每天早上起床后做一些简单的伸展运动，下午抽空进行 30 分钟左右的散步或其他运动。饮食上一天三餐按时吃，另外吃些水果。同时开了注射维生素 D 的处方，使用综合维生素，进行了简单的抑郁症治疗。后来他的症状真的得到了改善。

得了高血压的销售人员的疲劳

姜英业先生40岁，是一位推销员，为了治疗高血压来到医院。治疗时，他的血压是 160/110mmHg（1mmHg=0.133kpa，为与日常使用习惯相符，这里仍用 mmHg 表示血压，未使用国际单位，下同），偏高，他身高 175cm，体重 87kg，处于超重状态。他以销售为目的的客户招待活动很频繁，每周有 4 天以上饮酒，每天吸 1 包烟。姜英业先生说自己总是感到疲劳和身体沉重。血液检查结果显示他有严重的高脂血症，颈动脉超声检查确认他有动脉硬化症。我给他开了高血压治疗药物与阿司匹林，建议他控制饮酒量并戒烟，可他说因为工作缘故可能比较困难。

大约两个月后他再次来到医院，当时降压药已停服 2 ~ 3 日，血压是 140/100mmHg，还是偏高。他仍旧过量饮酒和吸烟，我问他早晨的勃起状态时，他说，"早上经常不勃起，白天也没什么感觉"，还问我降压药和阳痿是否有关系。

勃起是由男性性器官中的血管扩张引起的在一定时间内血液无法流出且血管出口收缩的现象。所以，如果因为血管堵塞而使血液流入少，或者血液流入虽然活跃，但是血管出口没有充分收缩，流入的血液会很快流出，都能导致无法维持勃起的状态。虽然在实际性生活中勃起状态很重要，但早上醒来时的勃起状态，以及白天在没有性刺激的时候也能感觉到勃起信号，也非常重要。

　　另外，饮酒会抑制大脑功能，干扰包括性激素在内的激素功能。因此，饮酒后发生阳痿是非常常见的现象。

　　吸烟使血管收缩，导致男性性器官血液供应量减少，也能导致阳痿。特别是持续吸烟，会造成血管内壁细胞损伤，使永久性血管损伤的可能性变大。这种情况最初只是导致间歇性阳痿，但时间久了就会变成永久性阳痿。

　　高血压易引起血管弹性减弱、血管壁僵硬，可能导致血管内壁变厚，引起动脉硬化。另外，高脂血症和糖尿病也能导致血管内壁变厚，引起动脉硬化。

　　姜英业先生刚 40 岁，比较年轻，但患有高血压和动脉硬化症，正进入有高脂血症危险的阶段，是一个血管功能障碍性阳痿发生风险很高的患者。姜英业先生时而经历的阳痿，可以说是动脉硬化症导致的血管障碍因饮酒和吸烟而恶化的表现。过去，高血压药经常给患者带来阳痿等副作用，但近年来使用的高血压药产生这种副作用的情况很少。

　　因此，姜英业先生的阳痿不应该归咎于高血压药，他应该在彻底治疗高血压的同时，保证不过量饮酒并戒烟，这才是预防长期性并发症必须做的事。阳痿是血管的警示灯，勃起功能在维系男性自尊心的同时，也是衡量血管健康状况的重要标准。

我太疲劳了！艺人的疲劳

// 医生也担心舞台上的热情 //

有段时间，周末播出的《我是歌手》这个节目将我们一家人聚集在电视机前。大家的说话声变小了，注意力也都集中了起来。其中最难忘的一次是，原出演者李素拉、尹道贤、朴正炫、金范秀和新加入的BMK、金延宇、林在范实力竞唱的那一次。

第一位出场的是李素拉。李素拉的歌让我想起"3分钟演技"的说法。凄凉的声音和她恰如其分的感情表达完美融合，仿佛歌词的内容是真实发生的事情。但是作为一名医生，我开始担忧，因为释放这种激烈的感情可能会导致心脏停搏。

听BMK的歌也是如此。她热情高歌之后，那种我从未有过的情感竟然也像真实发生了一样。我担心在这么短的时间里释放如此激昂的感情，产生的压力会危害健康。

林在范的《为了你》是我喜欢的歌。歌词中的款款深情和林在范粗犷的声音很和谐。比起李素拉的凄凉或BMK的激情，林在范传达出完全不同的另一种能量。决心放弃自己珍惜的一切，决然离开那个人时，内心的痛苦感穿过电视，传递到我家的客厅。"使出浑身解数"这句话放在这个场景最为合适。

作为主治心血管疾病的内科医生，我一边听着优美的歌曲，一边担心，

"那么努力地唱歌，如果在舞台上突然因心脏病发作而昏倒也不无可能"。将歌词中的内容在短时间内用尽全身气力传递出去，歌手们在情感上、身体上承受的负担实在是太大了。

从医学上讲，人处于严重压力状态下时，脸会变红，血压和血糖会上升，心跳也会加快。心跳加快的话，心脏肌肉所需要的氧气量就会增多，给心脏供应氧气和营养成分的冠状动脉中流动的血液也会增多。如果冠状动脉有异常，无法供应所需的血液，就会发生心绞痛或心肌梗死。如果脑血流量也发生问题，那么因为脑血流量障碍而导致的脑卒中、脑出血的风险便会增加。

尽管不是所有人都如此，但我听说包括歌手在内的艺术家们熬夜工作的情况很多。熬夜工作的人，产生的活性氧肯定多。

心血管疾病患者在发生心肌梗死或脑卒中之类的并发症之前，没有明显的症状，但常会感到疲劳、手脚发凉发麻，很多人会误认为是"血液循环不好"而忽视。普通的上班族可以接受定期的健康检查，但不属于上班族的艺术家们，往往都以工作繁忙为借口而忽略自己的健康检查。其实只是你自认为身体健康而已，实际的身体状况你无从知晓，必须时刻注意。

// 杞人忧天变成了事实 //

在担忧《我是歌手》演出者因过度压力而影响健康后的第二周，我就听说林在范"因 40℃以上的高烧受了不少苦。他在一个星期内没有连续睡过 3 小时"。另外，由于那次全力以赴的演唱影响了健康，他没能参加余下的演出，而是去了医院。

压力使免疫力下降。压力大时，过度分泌的肾上腺皮质激素会降低免疫功能，减弱人体抵抗外部细菌入侵的能力。因此，人容易患感冒、扁桃体炎、肺炎等感染性疾病，即使治疗也可能不见好转，治疗后也容易复发。

疲劳消除法，当然就是吃好、休息好。人们因压力而导致血液中的压力激素浓度变高，所以，如果没有压力，人的免疫力就能得以改善。但不想在生活中受到任何压力几乎是一件不可能的事情。因此，妥善地管理压力是最好的解决方法。"享受当下"，如果能有这种积极的生活态度，即使处于严重的肉体压力、情感压力下，也能迅速平复紧张的情绪，自然也可以降低发生严重的血管并发症的风险。

林在范说："我是属于经常练习、喜欢自学的风格。"但是既不吃饭，也不睡觉，努力奋斗直到累倒为止的话，就无法保持健康，也就无法做自己喜欢的事了。虽然工作时会有压力，但我们不正是因为有自己喜欢做的事才感到幸福的吗？为了能长久地做喜欢的事，就必须要保障自己的健康。

得了糖尿病的自营业者的疲劳

45 岁的赵南浩先生，在健康体检中发现自己患有糖尿病，随后到医院就诊。在银行上班的赵南浩，3 年前名誉退休，一年后开始运营便利店。因为是 24 小时不歇业的便利店，所以白天都是由兼职人员和妻子轮流工作，晚班则是赵南浩上。他在过去 2 年间几乎没有休息的时间，过着昼夜颠倒的生活。虽然身体劳累，但体重却在持续增加，2 年来足足增加了 7kg。身高 171cm、体重 83kg 的他，身体质量指数（BMI）是 28.4，属于肥胖人群。

他的检查结果为血压 140/90mmHg，是处于警戒水平的高血压。空腹血糖是 175mg/dL、空腹胰岛素是 32IU/L，虽然能够分泌胰岛素，但却患有对胰岛素几乎没有敏感性的成人型糖尿病。总胆固醇是 276mg/dL，"坏胆固醇"即 LDL 胆固醇是 198mg/dL，甘油三酯是 675mg/dL，数值很高；"好胆固醇"即 HDL 胆固醇是 29mg/dL，数值很低。另外，血液内活性氧的浓度很高。诊断结果是患有代谢综合征。

晚上工作、白天睡觉的生活状态会给人带来很大的压力。又由于他的事业是重新开始的，压力更大。此外，他基本不运动，总在便利店吃高热量、高脂肪的快餐食品，这都造成了他体内活性氧的增加。我建议赵南浩先生在夜间工作时间歇地进行一些伸展运动。

检查过后，赵南浩早上起来便在家附近散步 30 分钟。在饮食上，他开始在家里做好健康的便当带到店里，点心也是家里准备的蔬菜。此外，他还开始服用能够改善胰岛素敏感性的糖尿病药物。改变了生活习惯，采取了药物治疗后的赵南浩，体重在逐渐减轻，血糖和血压也维持在正常范围内，疲劳感也消失了。

代谢综合征缠身的家庭主妇的疲劳

53岁的家庭主妇韩英淑因头痛来到医院。她在一年前闭经，2～3年前体重开始增加，目前身高157cm，体重63kg，属于体重过重人群。最近，她被检测出患有脂肪肝、高血压和高脂血症。

诊疗结果显示，韩英淑患有高血压和高脂血症，另外，肩膀和颈部肌肉严重僵硬。血液检查结果显示，其血液中活性氧的浓度很高。韩英淑头痛的第一个原因是脖子肌肉和肩膀肌肉的僵硬导致的肌肉痛，以及以疼痛部位为中心的辐射痛。另外，高血压和高脂血症通常也是头部沉重的原因之一。此外，她血液中的活性氧浓度很高，存在氧化应激致使肌肉僵硬恶化的可能性。

韩英淑女士哭诉自己头痛，但她更重要的问题是代谢综合征。代谢综合征又称代谢症候群，简单来说，就是指因肥胖引发高血压、高脂血症、糖代谢障碍等问题的疾病。根据首尔大学医院的标准，如果符合下列5项中的3项以上，就可诊断为代谢综合征。

1. 腰围：男 102cm 以上，女 88cm 以上。

2. 有高血压，收缩压在 130mmHg 或舒张压在 85mmHg 以上。

3. 甘油三酯在 150mg/dL 以上。

4. HDL 胆固醇：男 40mg/dL 以下，女 50mg/dL 以下。

5. 空腹血糖在 100mg/dL 以上。

代谢综合征患者如果在早期发现并及时治疗是可以恢复健康的，但若错过了治疗时机，发生糖尿病、心血管疾病等的并发症后，则有可能发生致命的心血管疾病和肾功能障碍。所以，必须及早治疗并改善个人的生活习惯。

代谢综合征对更年期女性尤其危险。因为进入更年期后，雌性激素分泌减少。雌性激素能防止心血管疾病和高脂血症的发生，更年期雌性激素的浓度急剧减少后，代谢综合征、心血管疾病和高脂血症发生的风险就随之增加。另外，更年期前后可能出现的抑郁状态会诱发对碳水化合物、甜食等的偏爱，再加上身体活动减少，容易导致肥胖。

孩子们长大后，需要妈妈帮助的事情会减少，妈妈为了家人而做的体力活动也相对减轻。而且，老公和孩子们在外面吃饭的次数变多，妈妈经常独自一人在家吃饭。在这种情况下，她们不会费心去煮饭菜，而是草草地用剩饭、剩菜打发一下。但以碳水化合物为主的饮食会增加胰岛素抵抗性，增加发生代谢综合征的风险。

预防是最重要的治疗。为了预防代谢综合征，摄入均衡的营养，增加素食，并加强体力锻炼，才是最重要的事情。

进入饮食习惯误区，退休人员的疲劳

最近到诊疗室就诊的 63 岁男性李翰燮，2 年前从工作了 35 年的岗位上退休了。退休后，他将登山作为消遣，努力进行健康管理。但从两个月前开始出现眩晕症状，便来到医院检查。他的身高是 170cm，体重为 53kg，身体质量指数为 18.3，属于低体重。血压是 95/60mmHg，偏低，他说还曾经下降到 85/55mmHg。李翰燮在入院检查前约 6 个月，曾因心绞痛做过扩大冠状动脉的支架手术。从那之后，他就不再摄入肉类，主要吃蔬菜、糙米饭和坚果。从李翰燮的饮食日记中，我们计算出他每天摄入的总热量约为 900 卡路里（1 卡路里 = 4.185 焦耳，为与日常使用习惯一致，这里未用国际单位焦耳，下同），是推荐给 60 岁男性的 1800 卡路里的近二分之一。血液检查结果也显示，他的总胆固醇、尿酸等都低于正常指标。

65 岁的女性罗爱心，从事教育事业约 40 年，2 年前退休后，主要在家照顾孙子。最近在健康检查中查出疑似高脂血症、糖尿病的症状，便来到医院就诊。她的身高是 156cm，体重 72kg。身体质量指数是 29.6，属于肥胖身材。血压是 140/90mmHg，疑似高血压。

罗爱心女士基本不吃肉类，最喜欢的食物是米饭和糕类。听说梅子酒对身体有益，她不只将其作为饮料来喝，还会加到所有的菜中。罗爱心一天摄取的热量约 1800 卡路里，比推荐给 60 岁女性的 1500 卡路里多出约 20%。进行血液检查后发现，总胆固醇是 280mg/dL，LDL 胆固醇是 174mg/dL，甘油三酯是 459mg/dL。

李翰燮一天的膳食总量太少，导致营养失调。特别是饮食中蛋白质含量不足。营养失调导致免疫功能低下，容易感染细菌或病毒，血液中存在着原因不明的炎症反应，患冠状动脉疾病或脑血管疾病的风险性增加。特别是李翰燮这样的低血压患者，患微血管疾病的风险更大。蛋白质摄入不足，不只会导致四肢肌肉无力，还会导致血管壁肌肉脆弱、血管弹性降低、末梢血流恶化的恶性循环。

罗爱心女士饮食中约 90% 是碳水化合物。早餐以糕类为食物，随时喝梅子酒，午饭吃泡菜和米饭，点心是面包，晚餐有沙拉，但沙拉中放入了很多梅子酒调拌，并和水果、红薯、玉米一起吃。人们往往误认为与梅子酒、砂糖一起调制、发酵的食物有助于健康，但其实这种食物中的砂糖只是形态转变为液体而已，砂糖的成分依旧原封不动地保存在其中。而糕类食物易被人体快速吸收，会快速提高人体的血糖。为了降低血糖，人体会分泌胰岛素，而胰岛素升高又可能引发高脂血症，这也是造成肥胖的原因。

听说"肉吃得少，才能健康长寿"，所以干脆不吃肉的李翰燮和罗爱心，都出现了健康问题。那么，到底什么才是健康的饮食法，怎样吃才能保持人体营养的均衡呢？

"肉吃得少，才能健康长寿"这种说法主要是西方的研究结果。以肉类为主食的西方饮食，和以米饭为主食的韩国饮食是不同的。在西方，人们说要少吃肉才能活得久，这是说吃肉时摄入的脂肪和蛋白质比身体所需要的要多。而在韩国的食谱中，通过豆腐、鸡蛋蛋白、瘦肉来充分补充蛋白质，才是最好的。将蛋白质摄取量提高到一天热量的20%左右，增加肌肉量，就能降低发生代谢综合征的风险。

不同年龄，有不同的疲劳

20~30岁的疲劳：正确地吃，更多地动

// 体重增加、体力见底的社会新手 //

29岁的公司职员李盛植先生因疲劳来到我的诊疗室检查。在大企业工作的李盛植，是身高190cm，体重106kg的大高个儿。他说，平时一日三餐都吃，一直重复着早上9点工作到晚上11点的生活，周末的大部分时间也都做着和公司业务相关的事情，完全没有运动的时间。现在，入职工作已1年，自己的体重增加了约16kg。即使好好休息也无法消除一直持续着的慢性疲劳，最近还发生了阳痿的现象，于是他担心自己的健康状况出现了问题。

李盛植的检查结果显示他有严重的腹部肥胖，血液黏度很高。细胞

功能检测显示，他的身体年龄测量结果为80岁。以血管弹性为基础推测的血管年龄为38岁。李盛植来到医院时的细胞外液是53%，细胞内液是47%，水分平衡方面也出现异常。暴涨的体重导致活性氧之类的废弃物增加，细胞受到损伤，其结果导致了细胞水分的流失。

　　一般来说，面对李盛植这种情况，我通常会开出"以蔬菜为主的素食，多晒阳光多运动，快走，调节公司工作和个人生活"等处方，但李先生想得到快速的治疗效果，希望进行血液净化治疗。血液净化治疗后，他的血管年龄减少为31岁，慢性疲劳和阳痿症状得以改善，注意力和运动能力有所提高。3个月后，虽然体重没有出现多大的变化，但肌肉增加了1.5kg，体脂肪减少了2kg。身体年龄改善到30多岁，细胞外液和细胞内液的平衡也恢复了正常。当然，阳痿也彻底消失了。

　　年轻的上班族们从早到晚被束缚在工作上，大部分时间都坐在电脑前，所以身体的活动量很少。而且，年轻人在职场上花费的时间多，个人生活时间少，既没有时间也没有精力去解决职场压力。加班多，频繁吃高热量的夜宵，与同事的聚餐成了唯一能让自己稍做休息的休闲活动。工作才一两年，体重就增加十几千克的上班族屡见不鲜。尽管他们的体重在增加，但体力却在减少，开始出现严重的疲劳症状。

　　尽管有"年轻的时候连石头也能消化"这种话，但这都是过去的说法了。现在的情况是，人体活动减少了，即使还年轻，通过食物摄取的能量也都用不完。若不想像李盛植这样经历快速的身体变化，必须提前养成良好的生活习惯。平时多吃素食，避免吃得过多和过度饮酒，能走楼梯就别坐电梯，能使用大众交通工具就不开汽车，夜宵不吃油炸食物和比萨，改为水果和蔬菜。建议大家都养成这样的好习惯。

// 毁掉健康身体的饮食习惯 //

金莎朗律师是一位31岁的女性，因为在上班的路上出现眩晕的症状来到医院检查。最近，她前胸时感疼痛，有手脚麻木的症状。极度消瘦，两只眼睛深陷进去，皮肤很干燥。就诊时的血压是80/60mmHg，脉搏是一分钟127次，跳得很快。检查结果是缺铁性贫血，身体成分检查显示，体内水分比正常水平少了近5kg。身体质量指数是16，比正常指数的18～23低很多。我告诉金莎朗女士："胸部疼痛、脉搏加速、手脚发麻等症状是因为慢性脱水，现在的症状虽然用输液治疗可以暂时得到改善，但要长期保持健康，就要进行规律性的均衡饮食。"但由于金莎朗女士平时的饭量就比较大，现在感到自己的体重又增加了不少，所以她说不想再增加体重了。

不过仅在二三十年前，人们还把那些脸蛋儿和身材胖乎乎的女性叫作"有钱人家的预备儿媳"，觉得过瘦的女性性格尖锐、体力不足，难以支撑家庭重任。

但不知从何时起，人们开始偏爱苗条的人，甚至过分偏好那些干瘦的身材。出现在电视上的女子组合或时装画报上的模特们几乎都处于一种病态的低体重状态。国外某著名模特因厌食症或抑郁症而自杀等令人痛心的新闻也屡见不鲜，好在现在情况有了些许改善，有新闻说身体质量指数低于18的模特将不允许站上舞台。

暴食和肥胖是健康的敌人。吃得过多或热量摄取太多会导致体内脂肪的堆积，升高血液内的脂肪浓度，最终诱发高脂血症，而高脂血症是造成血管堵塞的原因之一。因此，肥胖被视为引起血管疾病，导致心肌梗死、脑卒中之类致命并发症的一个重要原因。

与此相反，长期过度限制热量的饮食同样会给健康带来严重的问题。倘若人体的肌肉和体脂肪减少到正常水平以下，身体所需的细胞再生产就会变得迟缓，形成血管的细胞和肌肉也会减弱。于是，末梢血流减少，会发生手足冷症和体位性低血压（起身时血压降低，眩晕，有时会晕倒），还会有贫血、脱发、皮肤干燥等症状。再继续发展下去，甚至会出现免疫功能减弱，引发各种感染性疾病。另外，这种饮食易使人们患上抑郁症，增加自杀风险。

苗条但病态的身材无法与从健康身心中散发出的耀眼美感相提并论。都说"饭味就是人生滋味"，我希望大家在将一勺馨香的米饭送进嘴中时，都能感受到幸福、悠闲和舒适。只有身体和心灵健康了，工作、爱以及我们的人生，才能掌握在我们的手里。

30～40岁的疲劳：生活习惯要健康

// 让主妇疲劳的肥胖 //

成美英是37岁的家庭主妇。尽管身体非常疲劳，晚上却睡不好，白天总是处于持续困倦的状态。成美英有两个上小学的孩子，从产后到现在，她的体重增加了约20kg，生孩子后也没能做综合检查。这次检查结果显示，她的身高是159cm，体重是67kg，血压指标正常。腰围是90cm，身体成分检查中，体重的31%是体脂肪。血液检查显示，总胆固醇和甘油三酯都偏高，空腹血糖有115mg/dL，也比较高。这是典型的代谢综合征的症状。

成美英喜欢吃糕点和面包，每顿饭都会炖汤。她总是感觉很累，除了最基本的家务劳动以外，基本不运动。最享受的休闲活动是看电视。

造成代谢综合征的原因主要是错误的饮食习惯和生活态度。喜欢吃糕点的成美英，摄取的碳水化合物过多，经常喝汤，导致钠的摄取量也偏高。虽然还没有到转化成糖尿病的程度，但如果把这种错误的饮食习惯持续下去，并缺乏运动的话，就有患糖尿病的风险。综合来看，成美英女士感觉到疲劳的原因可以诊断为体重增加、高脂血症和运动不足导致的血液循环障碍。

对代谢综合征的预防和治疗，改善饮食和生活习惯最为关键。吃饭要考虑营养均衡，体力活动需要适量增加。为了预防代谢综合征，希望大家可以坚持以下生活准则：

1.三餐要规律。

2.每顿饭吃2/3碗有糙米和豆子的杂粮饭比较好。

3.将蔬菜略焯，清淡地调味后再吃。蔬菜对排除肠内废弃物有着重要的作用。另外，最大限度地提高蔬菜的摄取量也是一个好方法。

4.豆腐、鱼、肉、鸡蛋等，每顿饭换着吃。

5.佐料放得多的食物，要去掉佐料后再吃。佐料不只会让你吃更多的米饭，而且砂糖、油、盐的含量也高，是健康的敌人。

6.要控制吃薯片、汉堡、炸鸡块等高热量的食物。

7.要少吃炖汤、萝卜泡菜等食物，因为其中盐和糖的含量过高。

8.尽量乘坐公共交通工具，早晚做些徒手操，增加活动量。

// 40多岁的他为什么走不动了？ //

韩基纯先生43岁，最近膝盖肿痛得几乎无法走路，于是到综合医院检查。得到的诊断结果是因痛风、细菌感染导致的细菌性关节炎。他急忙住院接受抗生素与痛风治疗，在去除了膝盖上的脓液之后出院了。

韩基纯先生5～6年前开始创业，每周喝酒至少4次，周末也不休息。创业后，他的体重增加了10kg，痛风周期性发作，健康检查中发现有肥胖、脂肪肝、高脂血症以及痛风风险，特别是血液中的甘油三酯浓度，已达到1000mg/dL以上。他说自己的一个亲戚是医生，警告说他因心血管疾病在2～3年内倒下的可能性高达50％以上，所以他才到医院治疗。

韩先生的检查结果是：腰围100cm、血糖75mg/dL、总胆固醇215mg/dL，甘油三酯448mg/dL，HDL胆固醇是39mg/dL，尿酸高，9.3mg/dL，血压正常。可以说，他的症状属于典型的代谢综合征。血清的尿酸浓度很高，有高尿酸血症，并伴随痛风一起发生。

韩基纯的代谢综合征和痛风源于频繁的饮酒和不规律的饮食生活习惯。一个人如果长期饮酒，摄入高脂肪、高热量的饮食，体重就会增加。为了解决因过度摄入热量而产生的高血糖，身体内的胰岛素分泌就会增多，造成体脂肪增多，从而发生高脂血症。这时摄取的高脂肪、高热量的下酒菜会直接提高血液中胆固醇的浓度，而酒会将摄入的大部分食物转变为脂肪堆积起来。因此，饮酒会恶化肥胖和高脂血症。

韩国人聚餐时最常吃的五花肉和酒是造成肥胖和高脂血症的原因之一，也是造成痛风的重要原因。尿酸是牛肉或猪肉等红肉中含有的嘌呤在代谢后产生的物质。痛风是在人体摄入过多食物导致尿酸生成过度，或尿酸排泄不彻底的情况下发生的。大多数痛风患者嘌呤代谢都出现异常，并且都摄入了过量的高尿酸食物。酒会阻碍嘌呤代谢，因此，摄取尿酸高的食物，再加上饮酒，简直就是在给疼痛的身体雪上加霜。

从韩基纯先生经常用酒搭配五花肉的饮食习惯来看，他的疼痛源于嘌呤摄取过多和嘌呤代谢异常。有韩基纯这种生活习惯的人都要从转变饮食习惯、控制体重这些基本方面开始做起。但仅通过这些基本的治疗让身体恢复到正常状态需要相当长的一段时间，所以，辅以适当的药物治疗更好。

　　韩先生的高脂血症很严重，通过颈动脉超声检查，还发现他疑似患有动脉硬化和血栓。根据美国心脏学会的标准，计算出他在10年内发病的概率在12%。再加上他有高脂血症家族病史，甘油三酯的浓度也非常高，因此对他实施了血液净化治疗。

　　治疗的结果是，总胆固醇含量从215mg/dL下降至115mg/dL，甘油三酯含量从448mg/dL下降至298mg/dL，LDL胆固醇含量从91mg/dL下降至46mg/dL，尿酸含量从9.9mg/dL下降至7.8mg/dL，都在减少。治疗前出现的关节痛和步行障碍也都得到了改善。

50～60岁的疲劳：即使年老了，依旧需要生长激素

// 50多岁的"少女"为什么累？ //

　　南宝拉女士是一位50岁出头的著名时装设计师，她有修长的身材，飘逸的长发，少女般的微笑，无可挑剔的外表。虽然已50多岁，可她看上去依旧非常年轻，即使说她才40岁出头，人们也会信以为真。在过去的几年里，她事业成功，但随着近期工作量的增加，她感到浑身疲乏，便来到医院诊治。

　　南宝拉女士的症状是**疲倦**，手脚发凉，眼睛难受，睡眠不好。近2年来，月经不调，月经量少。特别是最近一段时间，一吃蔬菜和水果就会腹泻和反复腹痛，几乎吃不了这些。尽管南女士的年龄是50岁出头，外貌看起来40岁出头，可从这些症状来看，她的身体年龄应该有60多岁了。检查结果显示，她患有高脂血症，雌性激素和生长激素都处于减少的状态，细胞功能和血管弹性处于60多岁的水平。末梢血液循环也非常不好。而且，**活性氧的浓度很高**，是正常人的2倍以上，血液内的维生素D浓度偏低。

　　南宝拉的这种情况说明她已经开始出现更年期症状，过度劳累又导致活性氧浓度增加，但由于水果和蔬菜的摄入量少，身体排除活性氧的能力已经非常弱。到了更年期，不仅是雌性激素，连生长激素的浓度也会急剧降低。生长激素能起到维持肌肉量、抑制心血管疾病、预防抑郁情绪发生的作用。倘若生长激素不足，人就会感到疲劳，肌肉量减少，腹部肥胖增加。所以我怀疑南宝拉女士也是因为进入女性更年期，生长激素分泌不足，导致体力下降。

　　这种情况可进行生长激素补充治疗，以达到增加肌肉、减少胆固醇的效果。现代人主要生活在室内，所以还要辅以维生素D治疗。只要有阳光照射，皮肤中就会生成维生素D。维生素D是让骨骼结实的必需营养成分。维生素D不足的话，人就没有精神，容易抑郁，出现睡眠障碍，发生心血管疾病的风险还会增加4倍之多。

为了年轻和健康，应该保证身体内的每一处血液供给都顺畅。南宝拉女士接受了雌性激素、生长激素与维生素D的补充治疗。另外，为了去除活性氧，治疗高脂血症，还必须摄入维生素、矿物质以及丰富的膳食纤维。但由于南女士肠胃敏感，因此我决定让她长期服用乳酸菌，食用少量煮熟的蔬菜，食用少量水果，并逐渐增加摄取量。南女士在治疗一周后，睡眠障碍和疲劳都有所改善，6个月后，她的生长激素浓度已维持在正常水平，于是停止了生长激素治疗。

// 没有明显征兆就到来的男性更年期 //

沈中燮是一名60岁的男性。最近一年来，他浑身无力，尽管体重没有变化，可肚子却凸了出来，睡眠不好，注意力和记忆力变差，尤其是性欲完全消失。在外企担任重要职位的沈中燮，在3年前被检测出患有高脂血症，之后一直在服用治疗高脂血症的药物。

沈中燮的症状是典型的男性更年期症状。女性在进入更年期后会出现雌性激素急剧减少、月经中断的明显症状，而男性在更年期却没有明显的症状。女性的更年期一般从四五十岁开始，平均持续2～3年，男性更年期的发生会比女性迟一些，持续时间也更长。也有一些心理学家将男性突然关心自身外貌，痴迷于摩托车，期望与年轻女性擦出爱的火花等心理变化，都包含在更年期的症状范畴内。倘若果真如此，那就要把男性更年期开始的时间提前到40多岁了。

正如女性在更年期时雌性激素会急剧减少一样，男性在更年期时，雄性激素的减少也是导致各种症状的主要原因。因此将男性更年期称为中老年男性雄性激素缺乏综合征（Androgen Deficiency in the Aging Male），若只取英文首字母的缩写，即为ADAM。

下面是男性更年期的10种典型症状：容易生气，有睡眠障碍，性欲减退，勃起障碍，肌肉减少，体重增加，记忆力下降，毛发变细，骨密度下降，出现抑郁症。

雄性激素随着年龄的增长而减少。在60多岁的男性中约有20%，在80多岁的男性中约有50%以上的人都会经历激素减少的症状。40～60岁男性的雄性激素浓度一般会降低至20岁男性雄性激素浓度的50%，60多岁男性的雄性激素浓度则降低至20多岁男性的30%。然而，因激素减少而发生的反应却因人而异。有些人即使激素浓度比较低也感觉不到什么症状，但有的人即使激素浓度比较高，也会有抑郁或抱怨自己的更年期症状。

一些利尿剂、雌性激素、雄性激素抑制剂等会降低雄性激素的浓度。肥胖、吸烟、过量饮酒等也是减少雄性激素浓度的原因。而诱发高血压、高脂血症、糖尿病等动脉硬化疾病的病因也会损伤血管、阻碍血流，进而导致身体各部位的功能下降。特别是更年期男性能够感觉到的最明显的一个症状——勃起相关的问题，也与末梢血流有很大关系。因此，患有糖尿病和高脂血症的患者出现阳痿和其他更年期症状的情况更为普遍。实际上，在中年男性的阳痿原因中，雄性激素不足约占10%左右，糖尿病、高脂血症和动脉硬化症之类的内科疾病却占了70%。

如果你怀疑自己缺乏雄性激素，建议在上午检测雄性激素的浓度，最好同时检测生长激素的浓度，以确定激素缺乏的程度并进行针对性的治疗。另外，对血管障碍和血流障碍进行同时治疗，维持激素平衡，改善血流，这是最妥当的做法。

老年人的疲劳：无压力的生活，强过吃补品

// 衰老的原因是什么？ //

随着岁月的流逝，我们的脸上出现皱纹，皮肤、肌肉、骨骼等一切身体器官都逐渐老化。我们身上到底发生了什么才导致了这种变化呢？我常将人体与公寓进行对比。新盖的公寓，管道结实，外墙和室内都装修得清爽洁净。然而，岁月无情，外墙的油漆逐渐脱落、变色，这不正和人体皮肤的变化一样吗？橱柜、卫生间的洗漱台变得陈旧，门板变得疏松，这与人的肌肉和骨骼变弱也是一样的道理。再过一段时间后，管道出现问题，水管和下水道生锈、堵塞，这类似于人患上血管疾病。公寓是没有生命的物体，时间久了，灰尘堆积、生锈、磨损也是常理，但作为有生命的人，为什么身体也会变老呢？

这与我们身体的细胞和组织每天新生、死亡并分解的循环作用有

关。在人的成长期，我们身体中新生细胞的数量比衰老、死亡的细胞数量更多、繁殖分裂得更快。因此，身体里产生的废弃物就少。然而，成长期过后，随着新生细胞或组织数量的减少，身体中产生的废弃物数量便增多起来。这些废弃物绝大部分是蛋白质，通过正常的蛋白质分解作用就能分解、排出体外。然而，倘若这些废弃物的数量越来越多，蛋白质就会变质，无法通过正常的蛋白质分解作用进行分解，只能堆积在人体内。这样，未分解的废弃物如果堆积在皮肤底层，就会降低皮肤弹性，导致肤色暗淡；如果堆积在血管中，就会发生动脉硬化；如果堆积在肌肉中，正常的肌肉量就会减少，导致肌肉弹性下降。特别是糖尿病、高脂血症患者，他们比普通人产生更多的废弃物。

人们普遍认为年纪大了进食量要减少，这种说法是对的。随着年龄的增长，身体里堆积的废弃物自然会增加。这时，就更不应该吃得太多，增加体内废弃物的累积。如果只吃身体所需要的分量，废弃物就会相应地减少，这就有益于健康和长寿。

另一方面，年纪大了，人体合成自身所需的蛋白质的功能也在逐渐下降。因此，必须摄入蛋白质。蛋白质有两种，一种是肉、鸡蛋中含有的动物性蛋白质，一种是大豆、谷物和蔬菜中含有的植物性蛋白质。动物性蛋白质中的人体必需氨基酸比植物性蛋白质中的多，摄入体内后被身体吸收的效率更高，所以一定要摄取足量的动物性蛋白质。

但这并不是指一定要吃健康辅助食品、滋补强壮剂或补肾食品。人过中年后，轻松无压力的生活强过吃补品。

// 拥有童颜真能长寿吗？ //

今年79岁的男性洪长寿，肤色红润，拥有令他颇感自豪的童颜。曾是高层管理者的他，十分乐天，不喜摆弄权势，总是笑脸迎人，是值得大家学习的榜样。虽然从几年前起因高血压和糖尿病而开始服用药物，但他坚信自己是健康的，还炫耀自己老当益壮，最近甚至去长白山游玩了一趟。

然而，颈动脉超声检查结果显示，他的颈动脉内壁的平均厚度是0.17cm，在部分区域疑似存在血栓。颈动脉壁如同石头一样坚硬，疑似钙化。颈动脉内壁越厚，发生心肌梗死和脑梗死的风险就越高。他的血管年龄确定为80岁以上，已出现了老化现象。

丹麦医生曾以70岁以上的同卵双胞胎为对象进行了研究，其结果让人联想到童颜和长寿的关联性。研究结果表明，外表看上去更年轻一些的人寿命更长。

童颜，是指在多种因素的综合作用下，给人以儿童感觉的容颜。血色、皮肤状态、表情和眼神都是决定童颜的重要因素。这种自然的童颜让我们感受到一种无法用化妆或整形手术带来的能量。之所以说童颜能长寿，有以下几点原因。

第一，肤色取决于个人拥有的黑色素量，但血色，如其字面含义，反映的是皮肤下流动的血液颜色。血液清澈、健康的话，不管肤色如何，血色都会明亮有光泽。因此，只有血液清澈、健康，血色才能明亮，人才会有童颜。

第二，一般情况下，皮肤滋润、柔软而且富有弹性的人才会有童颜。如果皮肤经常受到风吹日晒，就会变得干燥，失去弹性，导致快速老化。压力大或因疾病导致的氧化应激增多的话，皮肤会变得干燥，胶原蛋白的生成减少，弹力也会减少。慢性肾功能障碍、慢性肝病患者经常出现的皮肤干燥、皮肤弹性减弱、肤色暗沉症状，就是这个道理。

第三，拥有童颜的人一般心态比较好。消极的情绪会引起压力，压力会提高血压，使血液变得浑浊，是危害健康的主犯。因此，以积极的心态生活很重要。

第四，健康的人好奇心和进取心强烈，有着闪亮的眼神。少年般目光炯炯的眼神，比起浑浊无光的眼神，当然会给人留下更健康、更年轻的印象。

我对"童颜更长寿"的研究也很认同。但像洪长寿先生这样既有童颜又有乐天的性格，却依旧发生动脉硬化的事实，请大家千万不要忘记。不要因为拥有童颜，就对自己的健康状况盲目乐观，还是需要定期地检查身体，并通过适当的治疗维持健康。

使你疲劳的九大真正原因

　　无法通过一两天的休息进行消除，并一直持续的疲劳，我们称之为长期疲劳或慢性疲劳。在医学上，如果疲劳时间持续1个月以上，叫作长期疲劳；持续6个月以上，叫作慢性疲劳。"很疲倦""注意力无法集中""总是烦躁""很累，懒得说话""再怎么睡，也无法消除疲劳""消化不好""肩膀很沉"……人们总是感受着各种各样的疲劳症状。如果你也像这样感到持续疲劳，就有必要确认下自己的健康是否出现了问题。

　　疲劳是所有疾病的最常见的症状。因此，如果疲劳持续了很长一段时间，就必须确认自己是否患上了需要医生诊治的疾病。导致疲劳的疾病有贫血，消耗性疾病，自身免疫性疾病，心血管疾病，慢性肺、肝、

肾脏疾病，激素异常疾病，代谢异常疾病，抑郁症，慢性疲劳综合征等
九种类型。

如果每天都疲劳，就要留心是不是贫血

　　贫血是因血液中的红细胞数量不足导致的疾病，是慢性疲劳最常见
的一个原因。红细胞中有血红蛋白，它为我们身体中的细胞搬运氧气。
贫血的人，细胞供氧就会不足，导致细胞活动减少，从而使身体感到疲
劳。因为血红蛋白由铁和蛋白质构成，所以铁元素不足的缺铁性贫血最
为常见。这通常发生在女性身上，月经量大或者过度减肥是造成女性
贫血的主要原因。男性贫血的概率相对小一些，但因胃炎、胃溃疡或者
十二指肠溃疡导致的出血，肠炎或痔疮导致的肠胃出血，也经常成为贫
血的原因。

// 27 岁代驾司机的疲劳 //

　　在尚有些凉意的早春时节，一个年轻人敲响了诊疗室的大门。他脸
色暗黄，走进诊疗室的脚步看起来也很沉重。这位小伙子叫金哲洙，是
一位代驾司机，尽管总感到疲惫，但他自认为是因晚上工作、白天又睡
不好导致的。2 周前，他的疲劳加剧，连开车都变得困难起来，在走路
或上台阶时还出现胸闷、呼吸急促的症状。我在看到金哲洙脸庞的瞬

间，便感觉他严重贫血，于是先看了一下他的眼皮内侧。人眼皮内侧的毛细血管很多，没有贫血的健康人眼皮内侧会呈现深红色，但金哲洙的眼皮内侧看不到丝毫血色。

好在他的血压还算正常，但脉搏在一分钟内达到 118 次，跳得非常快。我问他是否有一些疲劳之外的症状。他答道，最近 3 个月，时不时地感到烧心，大便呈现黑色，近期则是像炸酱面的酱一样又黑又稀。我原本担忧他因患上严重的慢性疾病而贫血，听完他的叙述，怀疑是肠出血症状，便稍微放下心来。血液检查结果显示，他的血红蛋白值是 4.5g/L，数值之低，仅为正常成年男子平均值的 1/3，疑似患有缺铁性贫血。金哲洙是因胃或肠出血导致的缺铁性贫血，如果放任不管，严重时会威胁生命，但若在早期发现并接受治疗，大部分人都能痊愈。

因为想尽快做胃部内镜检查和输血，他便去了综合医院接受诊疗。第一次诊疗结束后 2 个月，金哲洙再次来到我的诊疗室。他说，通过内镜检查发现了十二指肠有出血性溃疡，输了两袋血之后，他开始服用治疗溃疡的药物。与第一次来时有所不同，他的气色看起来明显好多了。他接着说他疲劳和呼吸急促的症状都消失了，自己现在正在找新的工作。随着十二指肠溃疡的治疗，出血已停止。尽管已通过输血治疗严重的贫血，但为了补充因出血而流失的铁元素，还需要接受约 6 个月的贫血补充剂治疗。

贫血严重时，身体各部分的细胞就得不到充足的氧气，无法行使正常的功能，从而给人带来严重的疲劳感。这时，心脏为了补充身体紧缺的氧气，会输送更多的血液，这会加快脉搏跳动，增加心脏肌肉的负担。像金哲洙的案例，在输血、服用铁补充剂和十二指肠溃疡治疗药物使血红蛋白恢复到正常值后，疲劳症状也就自然而然地消失了。

// 堵住留学之路的贫血，源自减肥 //

在紫丁花香格外浓郁的春天来到诊疗室的李友学，是一名即将毕业的研究生。原本计划秋天去美国留学，但在签证体检时查出患有严重的贫血。

为了找到贫血的原因，李友学来到诊疗室。她脸色苍白、身材消瘦。她说，自己从2年前开始为了调节体重，以蔬菜、坚果、鸡胸肉作为主食，体重减少了约10kg，终于拥有了让自己满意的苗条身材。但最近一年里，她发现自己月经不调的情况十分严重。血液检查结果发现，她严重贫血和缺铁。在胃镜、肠镜、妇科检查中，没有发现什么特别的症状。尽管李友学总是感到疲劳，但她自认为这是学习过于用功导致的疲劳。

李友学本身就属于易贫血体质，近2年又因减肥导致身体必需的包括铁在内的矿物质严重不足。人体中的铁主要通过食物补充，像牛肉、猪肉等红肉中富含的铁，最容易被人体吸收，而蔬菜和豆类中含有的铁却难以被人体吸收。所以，像李友学这样长期减肥的人，包含铁在内的矿物质和维生素摄取量就很容易不足，必须单独进行补充。

在开始正常的均衡饮食并服用铁补充剂后，李友学的贫血得以好转，疲劳和月经不调的症状也逐渐消失，一年之后又重新踏上了留学之路。

啃噬身体的消耗性疾病

消耗性疾病就像是进入家中的小偷，会偷光家里的财产。癌症、结核、慢性病毒性肝炎、艾滋病等疾病就是典型的消耗性疾病。

癌症是突变细胞迅速生长的疾病，癌细胞以极快的速度生长，消耗很多氧气和能量，并生成大量废弃物。正常的细胞被快速生长的癌细胞抢走能量和氧气，无法发挥正常的功能，导致身体疲劳。特别是癌细胞产生的废弃物，严重时甚至会威胁到正常细胞的生存。因此，癌症患者会疲劳、没有食欲、体重下降。从白血病或淋巴瘤之类的淋巴造血系统恶性肿瘤，到肝癌、肺癌等癌症，大部分都会伴随身体疲劳和体重减少的症状。

和癌症不同，结核杆菌是生长很慢的细菌。它生长得很慢，同时对抗生素的反应也很慢。无并发症的肺结核至少需要 6 个月才能治愈，肾和骨髓中的结核需要 9 个月至 1 年甚至更久的治疗才能治愈。

像乙型肝炎或丙型肝炎之类的病毒性肝炎，病毒也是在渗透到肝内后，长期潜伏，慢慢损伤肝脏。如果我们身上有结核杆菌或肝炎病毒存在，那么为了赶走从外部入侵的敌人，身体的免疫系统就会启动。这种免疫反应因为能量消耗大、废弃物排放多，会持续产生疲劳、食欲不振、低热等症状。

// 癌症会唤来慢性疲劳 //

经营中餐馆的姜英姬，因为慢性疲劳和体重减轻选择就医。姜英姬是一名43岁的女性，她非常消瘦，两侧的眼泡严重浮肿。最近6个月以来，她摄入的食物和体重不成正比，体重减轻了约7kg，也没什么食欲。虽然没有过度劳累，可疲劳感却越来越严重。她去许多医院做过检查，都没有发现原因。听周围的人说肾脏不好的话体重会减轻，就想做一下肾脏的精密检查。

姜英姬最近在其他医院进行了血液和尿检查，除了轻微的贫血外，肾功能、肝功能、胆固醇检查结果都显示正常。姜英姬两侧的眼皮上都能摸到一个栗子大小的硬块，说是在四年前刚开始浮肿时就去医院检查和治疗过，但没有什么效果，于是在一年前中断了治疗。两侧耳朵下方也能摸到一个手指关节般大小的疙瘩，我考虑可能是淋巴瘤。腹部超声波中看到肝脏和肾脏似乎有些变大，为了精密检查，又进行了腹部CT拍摄。

检查结果显示，肝脏和肾脏中有很多疑似癌症的病灶，腹部淋巴结肿大，疑似淋巴瘤。最后，姜英姬在医院接受了专门的淋巴瘤治疗。

// 携带肝炎病毒的企业家的疲劳 //

47 岁的男性企业家罗德秀工作繁忙。因最近 3 个月疲劳症状严重，选择到医院就诊。他的眼窝略微发黄，我怀疑是黄疸。在做了血液检查之后，确诊为丙型肝炎，肝功能恶化严重，因此出现黄疸。

罗德秀说最近没有食欲，感觉小便颜色格外黄。他在 10 年前被诊断为丙型肝炎病毒携带者，6 个月前的定期体检结果显示，肝功能是正常的，丙型肝炎病毒也确定为非活动性。

然而，最近 6 个月频繁的工作酒席和海外出差导致他的免疫功能减弱，肝炎病毒开始活跃起来，最终导致他患上了肝炎。最后罗德秀先生到大学医院接受了丙型肝炎治疗。

攻击身体的自身免疫性疾病

我们的身体具有免疫功能，主要起到抵御从外部入侵的细菌和病毒的作用。但是有时我们的免疫功能也会把我们自身的一部分组织和细胞误认为敌人，从而导致疾病，这就是自身免疫性疾病。比较常见的自身免疫性疾病有过敏、系统性红斑狼疮、类风湿性血管炎、类风湿性关节炎、克罗恩病、强直性脊柱炎等。

过敏主要攻击皮肤，系统性红斑狼疮攻击毛细血管，类风湿性关节炎攻击小的关节，类风湿性血管炎攻击细微血管，强直性脊柱炎攻击脊柱关节，克罗恩病攻击大肠黏膜。

　　本来只有在细菌和病毒之类的敌人从外部入侵时免疫系统才开始发挥作用，但当人体患有自身免疫性疾病时，免疫系统就会将我们身体的一部分当作敌人并进行攻击，受攻击的部位就会被破坏，产生慢性炎症。不仅如此，细菌或病毒从外部侵犯身体时，原本应该进行抵抗的免疫功能下降，很容易使人患上感染性疾病。另外还会产生一些慢性炎症，所以疲劳、低热之类的症状会持续。

// 过敏也会导致疲劳吗？ //

　　在一个非常闷热的夏天，33 岁的男性安素哲来到诊疗室。他用长袖衬衫遮掩着胳膊，脸上红肿严重。安素哲先生从小就有过敏史，曾在儿科、皮肤科、中医科等科室接受治疗，可是因担心药物会有副作用，就没有将治疗持续下去，只是自己通过饮食调理。

　　安素哲想知道，过滤血液、排除废弃物的血液净化治疗能否对过敏有所帮助。安素哲十分内向，甚至不想和医生进行目光接触。虽然给我看了胳膊上的伤口，却不想让我看背和腹部，只说"和脸上、胳膊上看到的是一样的"。安素哲的父亲说，他从小就总是感到很疲劳，性格又内向，家人总是为他感到担忧。

　　过敏是自身免疫性疾病。过敏治疗中最重要的就是找到过敏原，然后避免接触那些过敏物质。为了查出过敏原，我给安素哲做了血液检查。

经过长时间交谈后我发现，安素哲除了有皮肤肿、痒的症状以外，还有慢性疲劳、注意力下降、睡眠障碍等问题，需要进行积极的治疗。

为了中断严重的过敏反应，我给他注射了1次大剂量的肾上腺皮质激素，然后开了小剂量口服的肾上腺皮质激素和抗组胺药物。另外，为了抑制过度反应的免疫细胞，诱导正常的免疫功能，还对他进行了光照治疗。

在第一次治疗过去2周后，安素哲再次来医院，他的症状已有了好转，本人也表现出了对治疗的信心。安素哲根据自己的常识，一直怀疑自己对牛肉、猪肉、鸡蛋和奶制品过敏，但过敏原物质的检查结果显示他对肉类不过敏，对荞麦、面粉、大豆、虾蟹和灰尘、螨虫有很强的过敏反应。

过敏是皮肤呈现持续干燥、发痒症状的一种疾病，这种病如果服用药物，症状会好转，但一旦停药，症状就会反复。这和过去大家熟知的胎热很相似。过去，在孩子们3～4岁开始学走路的时候，过敏症状会自然而然地消失，但现在，即使青春期过了，甚至长大成人，依然有不少人有严重的症状。过敏原多种多样，如食物、家中的灰尘、螨虫等都可能是过敏原。大部分患者都像安素哲先生这样，对多种食品和环境物质有复合的反应，所以很难保证一点儿也不接触过敏原。尤其是出现像安素哲这样严重的症状后，即使排除了过敏原，也会因为已经发生的严重过敏反应而使症状持续相当长的时间。为了治疗过敏，必须使用免疫反应抑制剂。虽然在急性发作期不得不大量使用抑制剂，但在症状好转后，可以改为最小的用量，以减少长期的并发症以及药物带来的副作用。

如果放任过敏不管，全身的皮肤会发生斑疹，不只是发痒、有瘢痕，炎症反应也会持续，导致人体疲劳。另外，还会产生瘙痒症、紧张、注意力下降等神经性的问题，也会出现像安素哲这样缺乏自信的自闭症表现。因此，大多数在小儿时期发生的疾病需要从初期就进行切实的治疗。但是，最近作为过敏治疗剂的肾上腺皮质激素的副作用被人们过分夸大，不管成人患者还是小儿患者的父母都对此有所忌讳，这让我深感遗憾。

压力和疲劳引发的心血管疾病

心脏像水泵一样推动血液流动，向器官、组织提供充足的血流量，以供应氧和各种营养物质。心脏反复收缩、舒张，使含有丰富氧气和养分的新鲜血液流向全身，然后再接收从全身流转回的血液。心脏收缩和舒张一次的心脏搏动就是脉搏，正常成年人的脉搏为每分钟 60 ~ 80 次。从心脏流向动脉血管的血液为全身供应营养和氧气，然后承载着身体各器官中产生的废弃物，沿着静脉血管重新回到心脏。因此，只有心脏和血管健康，血液中有足够的氧气和营养，我们才能保持健康。

我们身上有约 60 兆个细胞存在，它们有机地相互连接着。各个细胞只有得到氧气和养分才能生存。氧气由血液中的红细胞运输，细胞所需要的营养融化在血浆中。心脏功能弱，给全身提供的氧气和养分就会不足，我们身体的所有细胞就无法正常发挥功能。如果心脏没有异常，但血管堵塞的话，那么堵塞的血管就不能供应氧气和营养，通过堵塞的血管获取氧气和营养的细胞就会死亡。致命的心脏疾病——心肌梗死，就是给心脏提供氧气和营养的冠状动脉的一部分堵塞了，导致该部位的心脏肌肉损伤；脑卒中则是脑中的动脉堵塞，导致被堵塞部位的脑细胞受损。比头发还细的毛细血管给我们的身体直接供应氧气和营养，直到身体的每一个角落，这叫作末梢血液循环。

如果压力大，末梢血液循环会变差，人体就会感到疲劳。随着年龄的增加，血管壁上胆固醇之类的废弃物堆积。如果导致动脉硬化症，末梢血液循环就会发生障碍，可能导致心肌梗死、脑卒中等致命的疾病。

// 30 多岁的女士，70 多岁的血管年龄 //

37 岁的女性企业家洪爱莲因持续头疼和疲劳来到医院。两年前的健康检查显示她患有高血压，但她没有接受治疗。洪女士最近两三年因为公司业务扩张而过度疲劳，症状持续了一年以上。最近几个月，即使一些琐碎的小事也能让她生气。暴怒后，她会觉得精神恍惚、疲惫，要躺下休息一两个小时才能继续工作。另外，喝酒、吃饭应酬也很频繁，常常持续到深夜。

她身高 157cm，体重 79kg，身体质量指数属于肥胖型，血压是

190/120mmHg。血液检查结果发现她有高脂血症和脂肪肝，血管年龄超过 70 岁。另外，用显微镜观察她手指甲下方的末梢毛细血管，几乎看不到血液循环，而且疑似有细微出血。我判断洪女士是因为压力、肥胖、高血压和血液循环障碍而疲劳。在服用治疗高血压和高脂血症的药物，采用以控制体重为目的的饮食疗法并结合运动之后，洪女士的末梢血液循环有所改善，疲劳感也减少了。

// 40 年烟瘾和 6 个支架 //

不久前，十多年未联系的吴老师亲自给我打电话，说道："这些年一直没联系，我正好奇你的现状呢，结果就在电视上看到你，真的很高兴。"然后吴老师说要来医院看我。吴老师退休 15 年了，如今已经 80 多岁，他是我当年做实习医生时的恩师。老师有着温和的性情和绅士的风度，过去一腔热血专心治疗糖尿病，听到电视中我对糖尿病治疗的看法，他更加高兴了。

能代表吴老师的东西有两个：一是他对糖尿病治疗的热情，二是香烟。老师总是将烟叼在嘴边，甚至在诊疗室也抽烟。周围人如果表示担心，他会说："我没有糖尿病、高血压、高脂血症，也没有把香烟吸到肺的深处，别担心。"再次见到他时，吴老师依旧有温柔的微笑、绅士的风度，但我总感觉他好像变虚弱了。老师说，3 年前他的颈动脉变得狭窄，做了支架手术；去年因为心绞痛而在冠状动脉的 4 个地方做了支架手术，今年1月心绞痛复发，又在冠状动脉的2个地方做了支架手术。现在虽然没有心绞痛症状了，但为了防止心绞痛复发，还一直在服用各种药物。

他说，40年来，自己一天抽3包烟，因为去年心绞痛后做了支架手术，就戒了烟。支架手术后约6个月不能活动，腿部肌肉减少，没法运动，平时喜欢抽的烟也不能抽，也没有胃口，就天天对着电视机消磨时光。

作为曾经的内科医生，吴老师感觉自己容易疲劳、记忆力下降，体质与过去明显不同，于是在致命的并发症发生前接受了治疗，幸好没有发生后遗症。但是做了6个支架后，虽然躲开了脑卒中和心肌梗死之类的严重并发症，但慢性疲劳、运动能力下降等症状一直在持续。这是因为导致颈动脉和冠状动脉堵塞的动脉硬化症几乎存在于全身所有的血管中，血液循环有了障碍，带来了疲劳，并减弱了运动能力。

也许你心里暗自期待，如果吸烟没有吸得很深，烟的有害物质就不会传递到肺部深处，造成的负面影响也会少。其实不然，香烟的烟雾在口腔中已经通过黏膜迅速进入血液，即时见效。享受烟的方法是多种多样的，最常见的方法是用口叼着烟，用鼻子吸入烟雾。方法很多，但不管哪种形式，都会对心血管系统造成坏的影响，这一点是一样的。不同之处只是在于，不同的接触方法会产生口腔癌、鼻咽癌、食道癌、肺癌等不同种类的癌症。

长时间吸烟的人，往往担心患上肺癌。的确，吸烟是肺癌发生率增高的原因之一。另外，不只是癌症，吸烟还是慢性肺病和心血管疾病发生的原因之一。香烟的主要成分尼古丁会收缩血管，香烟烟雾中含有的活性氧等有害成分会损伤血管壁，导致心肌梗死、脑卒中、手足末梢血管闭塞症等严重并发症。另外，香烟烟雾中的有害成分还会引起支气管和肺泡中的炎症，成为慢性支气管炎、慢性肺病的原因，可引起肺功能下降，最终导致无法呼吸的可怕后果。慢性肺病和心血管疾病同时发生的情况也很常见。

吸烟是有百害而无一利的。被动吸烟也会使肺癌、心血管疾病、慢性肺病等各种疾病的发生率提高。为了健康，从今天就开始戒烟才是最明智的选择。

慢性肺、肝、肾脏疾病，在身体内堆积废弃物

我们的身体不断地产生各种废弃物。60 兆个细胞组成我们的身体，每天大约 1 亿个细胞死亡，再产生新的细胞。这样的细胞死亡过程会产生各种废弃物。我们进食后的消化过程也会产生各种废弃物。这些废弃物是靠肺、肝和肾脏来去除的。

// 吸烟的人，请关心你的肺 //

肺是给我们的身体供应氧气，并将身体产生的二氧化碳排放出去的

器官。肺如果不能正常发挥功能，我们身上的氧气就会不足，二氧化碳就会堆积，细胞就不能正常活动，就会导致疲劳。另外我们体内若二氧化碳堆积，内环境就会变成酸性，导致细胞无法吸收氧气，细胞功能更加恶化。慢性肺病使肺部发生炎症，伴随咳嗽、咳痰、呼吸局促等症状，是一种长期吸烟的人很容易患上的疾病。

// 韩国 40 多岁男性死亡的首要原因是慢性肝病 //

肝是存在于我们身体中的化工厂。肝能分解人体正常产生的氨和身体中多余的消化酶，分解我们摄入的大部分药物和酒精，排除毒素。肝还能合成我们身体所必需的分泌性蛋白质，将通过食物吸收的糖分以糖原的形式积累，以备身体不时之需。肝功能不好的人会感到疲劳、食欲不振、肤色暗淡。导致韩国 40 多岁成年男性死亡的首要原因就是慢性肝病，包括慢性肝炎、脂肪肝、肝硬化、肝癌等多种疾病。

// 氧化身体的慢性肾脏疾病 //

如果把肝比作化工厂，肾就是将各种废弃物变成尿液的器官。肾功能若减弱，本来靠肾脏排泄的钠、钾、磷，及各种酸在内的废弃物，就会在血液中堆积。如果肾脏有问题，体内的酸性物质无法被中和并在身体内堆积，身体就会变成酸性。若身体状态处于酸性，细胞就不能接收氧气，细胞的功能就会变差。而要靠肾脏排泄的废弃物如果在血液中堆积，就会产生很多活性氧。活性氧遇到血液中的蛋白质和脂肪后，就会在血管壁、关节、皮肤等处堆积，导致动脉硬化症，使人体迅速出现老化现象，疲劳更加严重。所谓慢性肾脏疾病，说的就是肾受到损伤，身体里堆积了废弃物的状态。而且可能会伴随心血管疾病等多种并发症，因此一定要注意。

// 容易被误认为更年期症状的慢性肾病 //

50 岁女性文菲梓最近在健康检查中诊断出患有慢性肾病。大约 20 年前，她有过尿量少、身体浮肿的症状，通过肾活组织检查，查出过慢性肾小球肾炎，但是因为没有自觉症状，就没有治疗，此病症也几乎被遗忘。

她脸色苍白，皮肤干燥，血压 190/120mmHg，数值很高。血液检查查出她轻微贫血，肾功能减弱了约 30%。肾脏超声波检查的结果是两侧肾脏变小，可以看出在很长一段时间内肾脏疾病一直在慢慢发展。可惜的是，她的肾功能恢复的可能性几乎为零。

肾功能恶化到这个程度，大多数患者可能会出现呼吸局促、睡眠障碍、食欲不振、疲劳等多种症状。但文菲梓女士在过去的两三年中，虽然有疲劳、无法进入深度睡眠的症状，但正好月经量减少，就自认为是更年期症状，也没去医院治疗。而且她平时饮食量就少，食欲不振的现象也没能明显感觉到。

　　肾功能如果下降到正常水平的 30% 以下，就会持续地恶化下去，最终发展成末期肾病。如果到了这一时期，肾功能恶化的速度会更快。文菲梓女士虽然有过肾病经历，却误认为是更年期症状，错过了最佳治疗时机。

比更年期还疲劳时，留心激素异常疾病

　　我们知道，孩子在长大的过程中会分泌生长激素，女性会分泌雌性激素，男性会分泌雄性激素。激素虽然分泌量少，但却是对全身有重要影响的物质。除了生长激素、雄性激素、雌性激素以外，人体里还有能维持我们身体新陈代谢速度的甲状腺激素、防御压力的压力激素等多种激素。

// 女性更年期 //

　　女性进入更年期后，雌性激素减少，导致容易疲劳，月经中断，出现更年期症状。脸发红，一天有三四次发热，汗多，这是最常见的症状，还伴有睡眠障碍、全身疼痛、抑郁症等多种症状。雌性激素能抑制高脂血症和心血管疾病的发生，使骨骼强壮。因此，在女性进入更年期后，发生骨质疏松症、心血管疾病、高脂血症的概率增加。

// 男性更年期 //

男性也有更年期。男性更年期虽不像女性更年期那样明显，但一般也在 45 ～ 60 岁之间逐渐进行。这一时期雄性激素的浓度明显下降，导致疲劳、性欲减少、忧郁、睡眠障碍、记忆力下降、注意力下降等多种症状。这一时期，雄性激素和生长激素不足的情况也很常见。

男性进入更年期后，雄性激素会减少，但是症状也因人而异。阴茎的勃起组织中有许多血管，平时只会流入最少量的血液，但在性兴奋时，会有比平时多 4 ～ 11 倍的血液流入，从而勃起。因此，包括阳痿在内的血液循环障碍，也可以说是导致男性更年期症状的重要原因。美国男性学会的研究显示，在男性更年期的诱因中，糖尿病、高脂血症、慢性肾脏疾病等内科疾病约占 70%，激素缺乏症占 10% 左右。因此，如果有疑似男性更年期症状，首先要检查是否存在会妨碍血液循环的内科疾病。

// 生长激素 //

已经停止生长的成人也需要生长激素。生长激素能让肌肉和骨骼强壮，能分解脂肪，生成蛋白质，维持免疫功能。如果成人生长激素不足，会容易疲劳，注意力和记忆力也会下降。还会导致四肢的骨骼肌减弱，腹部脂肪增加，力气减弱。

生长激素的分泌在 20 多岁就开始减慢、变少，到了中年急剧减少。

男性和女性都会在性激素减少的更年期出现生长激素减少的现象。

// 甲状腺功能异常的两张脸 //

甲状腺激素负责调节我们体内的代谢速度。如果出现甲状腺激素浓度太高的甲状腺功能亢进症，代谢作用会变快，导致体重下降、脉搏变快、脾气变急、眼睛向外凸出。而且由于代谢作用变快，消耗性疾病和疲劳感同时出现，摄入再多的食物体重也会下降。相反，如果出现甲状腺激素缺乏的甲状腺功能低下症，身体的代谢作用会变慢，导致疲劳、脉搏变慢和消化障碍。与此同时，摄入再少的食物体重也会增加。

// 比更年期时更严重的疲劳 //

57 岁的女营业员李孝申女士，无法睁眼的疲劳症状持续了 3 个月以上。她虽然睡得很多，但总无法熟睡，经常醒，感觉更加疲劳。在其他医院做了肝、肾、心脏、甲状腺功能等各种检查，没找到病因。5 年前开始停经，没有经历太多更年期症状就度过了更年期，可却迎来比更年期时更严重的疲惫感。

李孝申女士皮肤干燥，眼皮下垂，声音无力。检查结果显示，生长激素和表示生长激素活性的胰岛素样生长因子含量全都很低。李孝申女士接受了一周一次的生长激素注射治疗，约 4 周后，疲劳感消失，体力好了起来。6 个月后的治疗结果显示，她体内的生长激素完全恢复了正常。

// 比抑郁症更严重的疲劳 //

56 岁男性韩始曳先生，因最近 6 个月持续严重的疲劳和失眠，来到诊室。最近在其他医院做的健康检查结果都是正常的。韩始曳先生的疲劳程度非常严重，已无法进行日常生活，可仍旧显示没有异常的检查结果使他无法相信。一年前，他经营了 20 年的事业遭受失败，韩始曳先生得了抑郁症并接受了治疗，但当时产生的失眠症在近期更厉害了。他说即使平时睡不好觉，也不应该会有这么严重的疲劳感。韩始曳本人也在从事业失败的打击中慢慢恢复，并正在准备投入新的工作，可这不明缘由的疲劳感，让他快到了得抑郁症的地步。

我怀疑他是进入了男性更年期，于是提取了他的血液，进行雄性激素、生长激素、甲状腺激素功能的检查。结果发现，雄性激素和甲状腺激素都正常，但生长激素的浓度很低。韩始曳先生在开始接受生长激素注射治疗 3 周后，不再持续疲劳和失眠，2 个月后，他又能为自己的新事业做准备了。

错误的饮食习惯，导致代谢异常疾病和疲劳

糖尿病、高脂血症、代谢综合征是典型的代谢异常疾病。代谢异常疾病可以导致致命的心血管并发症，因此，平时要养成良好的饮食习惯，早做预防。

// 因为并发症而更危险的糖尿病 //

米饭、面条、面包、糕点等食物中的碳水化合物在消化后会转变成糖分，进入血液的糖分在胰岛素的帮助下，被细胞使用。胰岛素会快速处理进入血的糖，起到让血液的糖浓度不要超过正常范围的调节作用。

胰岛素是在胰腺中分泌的，通过肝进入血液。人体摄入碳水化合物后产生糖分，血液开始吸收糖分时，胰腺就生产胰岛素，调节血糖的浓度。但是，胰腺如果发生问题，无法制造胰岛素，体内的胰岛素就会不足，从而导致糖尿病。这种糖尿病叫1型糖尿病，主要发生在孩子身上。与此相反，胰腺虽然能很好地生成胰岛素，但细胞对胰岛素的反应差，也会发生糖尿病，此为2型糖尿病。成人的大部分糖尿病就是这种情况。另外，也有胰岛素不足加上细胞对胰岛素的反应差的复合型糖尿病。

糖尿病是指通过食物吸收的糖在血液中过剩，却无法被细胞使用的状态。如果拿汽车相比，就如同尽管一直在供给燃料，但发动机却无法使用，燃料一直外流的情况。

在这种情况下，糖尿病患者摄入的糖分无法被需要的细胞使用，就会导致身体疲劳和虚弱。尤其是血液中的糖分大量积累的话，眼睛、肾脏、心脏、血管等全身各处都会发生并发症，给身体带来痛苦。

// 高热量、高脂肪饮食导致高脂血症 //

高脂血症是血液中脂肪浓度偏高的疾病。血液里存在的脂肪有四种，分别是总胆固醇、LDL 胆固醇、HDL 胆固醇、甘油三酯。其中 LDL 胆固醇和甘油三酯在血管壁上积累，妨碍血液循环，是增加心血管疾病风险的主要原因。

高脂血症的形成原因主要有三种。第一种，遗传性的脂肪处理能力较弱；第二种，脂肪处理能力是正常的，但摄入了过多高脂肪、高热量的食物；第三种，遗传性的脂肪处理能力不足，还过度食用高脂肪和高热量的食物。

如果患有高脂血症，就会发生血液循环障碍。血液循环如果发生障碍，早期是末梢血液循环变差，细胞功能减弱，活性氧的浓度升高，产生疲劳。如果放任不管，就会产生心肌梗死、脑卒中之类的致命并发症。

通常人们都认为高脂血症可以通过减少食量、增加运动加以克服，但如果天生的脂肪分解能力不足，那么仅仅依靠饮食疗法或运动是无法完全治愈的。即使通过食物疗法和运动完全改善了高脂血症，但完全治愈也需要很长时间，所以从开始就一并采取药物治疗才是安全的。另外，在用药物改善高脂血症时，如果随意中断药物，大部分患者还是会旧病复发，所以不要随意停药，应在医生的指导下停药。

// 碳水化合物过量导致的代谢综合征 //

代谢综合征，用一句话概括，就是指出现肥胖、高血压、高脂血症、糖尿病的可能性比较大的状态。如果吃米饭、面包、糕点、面条、饼干、糖果等食物，碳水化合物的摄取量就会增加，血液中甘油三酯堆积，累积在腹部，就是内脏脂肪。内脏脂肪会妨碍胰岛素的作用，制造出刺激周围细胞的化学物质，最终导致糖尿病、血液循环障碍等各种疾病。

根据首尔大学医院的说法，韩国诊断代谢综合征的标准是看是否出现了下述情况中的 3 种以上。

1. 中心肥胖，即男性腰围超过 102cm、女性腰围超过 88cm。

2. 甘油三酯在 150mg/dL 以上。

3. 男性高密度 HDL 胆固醇不足 40mg/dL、女性不足 50mg/dL。

4. 空腹血糖高于 100mg/dL。

5. 高血压，即收缩压在 130mmHg 以上或舒张压在 85mmHg 以上。

// 压力、疲劳和糖尿病 //

43岁的男性高在正先生最近因为疲劳、体重减轻来到医院。高在正先生是一位能力很强的财务分析师，4年前在健康检查中第一次被诊断出患有糖尿病，于是开始饮食疗法和运动，血糖一直维持正常。但是，大约6个月前因为接手新的项目，夜班和应酬变多，疲劳的症状也随之产生。最近两个月内他体重减轻了约5kg，即使减少加班，也同样感到疲劳。

　　高在正先生有些偏瘦，空腹血糖值是 254mg/dL，胰岛素分泌能力正常。胰岛素的生产和分泌能力虽然正常，但诊断结果是因压力导致胰岛素无法正常工作。高在正先生开始服用改善胰岛素功能的药物后，疲劳逐渐消失，体重也恢复了正常。

// 频繁的接待和饮酒导致代谢综合征 //

　　最近在公司的健康检查中查出有高脂血症，于是来到医院的李永浩先生，今年45岁，是建筑公司的营业部部长。由于工作的缘故，他每周有4天以上需要应酬，饮酒量多，且经常吃肉。最近一直感到很累，早上起床困难，上班时也很难集中注意力。

　　我将他过去3年的健康检查医疗记录进行了比对，发现3年间，他的体重增加了8.5kg，腰围也增加了约10cm。血糖虽在正常范围内，但也有上升的趋势，总胆固醇是236mg/dL，LDL胆固醇是177mg/dL，甘油三酯是275mg/dL，HDL胆固醇是33mg/dL，诊断结果确定是高脂血症。另外，腹部超声波检查发现他有严重的内脏肥胖和脂肪肝。接受治疗后，李永浩先生将饮食改为以素食为主，停止了酗酒，在体重减轻的同时，疲劳也得到了有效的缓解。

精神上的抑郁导致疲劳

在诉说疲劳的患者身上，经常能发现抑郁症这种精神问题。他们普遍有疲劳、睡眠不好、没有食欲、消化不好、脖子僵硬等多种症状，但仔细询问之后，疑似为抑郁症的情况很多。

抑郁症可能是确切存在的精神方面的疾病，也可能是因严重的精神或肉体的压力而一时发生的情况。大脑中存在着连接脑细胞、调节情绪、维持脑功能的神经递质。如果像血清素、多巴胺、去甲肾上腺素之类的神经递质不足，就会使人发生抑郁症。所以，血清素一类的物质被开发成治疗抑郁症的药物。从因失业、离婚、爱人去世等直接原因导致的暂时性抑郁症，到有精神方面问题的抑郁症，抑郁症不仅影响日常生活，还会威胁健康，是一种可怕的疾病。因此，患者必须接受专家的治疗。

慢性疲劳综合征

慢性疲劳综合征是一种和一般的疲劳以及慢性疾病完全不同的疾病。这种疲劳严重而持久，甚至达到妨碍日常生活的程度，而且很多时候伴随肌肉疼痛。一部分医生还会将慢性疲劳综合征定义为因肌肉和脑神经细胞发生炎症导致的肌肉痛和疲劳，也使用"肌肉脑神经炎"这个病名。

慢性疲劳综合征集中发生在 20 ～ 45 岁年龄的人群中，女性比男性更容易发生。发病原因尚未明确。在血液检查、尿液检查、计算机断层扫描（CT）和核磁共振成像（MRI）之类的特殊检查中都找不到患者疲倦原因的时候，就要考虑患者是否患上了慢性疲劳综合征。

突然变得疲劳，甚至到了日常活动都无法进行的程度，做各种检查也无法查到特别的原因，且症状持续 6 个月以上的话，就可以诊断为慢性疲劳综合征。很多时候，也伴随着睡眠不好、头痛头晕、嗓子痛或者心慌的症状。

慢性疲劳综合征的治疗方法尚未完善。目前就是使用止痛药和治疗抑郁症的药物，同时可配合以改善认知能力和运动能力为目的的康复治疗。

虽然不能明确说出哪里不舒服，但总觉得疲劳是你的身体出现病症的迹象。我们很容易忽略疲劳，可疲劳的背后分明是有其原因的。所有的病都通向疲劳。希望你能用以上介绍的 9 种疲劳原因与自己的情况进行对比，对自己的身体状况进行自我检查。这会成为总感觉疲惫的人正确认识自己的身体、开始健康生活的一把钥匙。

接下来，我将以瑞典人的健康生活方式为基础，给大家介绍一些告别疲劳的健康管理技巧。俗话说，最好的治疗是预防。希望大家能通过下面介绍的 6 种健康生活习惯，找到属于自己的没有疲劳、清爽健康的生活方式。

第三章 ————

告别疲劳，
从瑞典
寻找答案

天然食物，原汁原味更健康

摆满天然食物的瑞典餐桌

　　瑞典人是朴素的。一般家庭的早餐是名为"Knäckebröd"的脆面包搭配奶酪、西红柿或黄瓜制作的三明治，以及一碗加了无糖麦片的发酵乳酸牛奶"Filmjölk"。午餐，大部分人在工作单位或学校吃，晚餐也吃得比较简单。工作单位或学校的食堂有个特点，就是刺激性或咸的食物少，沙拉多。

　　瑞典人的餐桌上有很多像鲑鱼、鲱鱼、鳕鱼之类的海产品。经常吃的野生大马哈鱼属于高级食物。蒸或烤的食物占大多数，油炸食物非常少。将食物进行油炸的话，油类就会氧化，会提高血液中"坏胆固醇"的浓度，导致动脉硬化。瑞典食物中的调料刺激性小，通常都比较温和。西式的调料主要用肉汤、黄油之类的脂肪和面粉以及盐制成。调料虽然能让食物充满香气，但吃多了会增加钠、脂肪和碳水化合物的摄取量，严重影响健康。瑞典人烹调时也很少使用砂糖。

瑞典食物中很少有汤。一般是在吃完面包或蒸土豆、鱼或肉后，吃沙拉。喝汤时，往往会搭配着面包一起吃。和西式料理中的调味酱一样，汤也是用肉汤、黄油和面粉以及盐为基本食材烹制而成的，所以还是少量食用为好。

瑞典只有南部地区才可以种庄稼，在整个产业中，农业占的比例很低，几乎所有的食品都依靠进口。可能是因为瑞典种植的农产品少，所以瑞典人对农产品的爱很特别。由于瑞典的气候不适宜种植庄稼，导致这个国家的农产品大部分又小又丑又贵，但瑞典人乐意买本国的农产品吃。另外，瑞典人吃水果时，基本上是连皮一起吃的，甚至很多人还会连种子一起吃下去。

瑞典的森林里长满了各种各样的浆果。不仅有我们熟知的山莓，还有蓝莓、蔓越莓、越橘、野生黄莓等，人们把浆果保留自然原味或在糖水中稍加腌制做成各种酱料，也会作为零食享用。这样储存的浆果，在那些无法买到新鲜蔬菜和水果的时节，是瑞典人补充维生素C的重要食物来源。

大部分的瑞典儿童平日里不吃糖果，一周吃一次糖，仅在星期六吃。瑞典将这叫作"周六的糖果"。就像小糖果节一样，星期五晚上或者星期六早上，孩子们拉着父母的手去糖果店买自己想吃的糖，大家都很开心。父母从小就教育孩子克制食用高糖分食品。

　　瑞典的饮食特点，用一句话概括，就是吃最天然的食材，尽量少用糖和调味料。从某些方面来看，清淡寡味的瑞典食物是血糖生成指数 GI（Glycemic Index）低，脂肪含量低，维生素、矿物质和膳食纤维丰富的健康食品。虽然韩国的传统饮食文化和瑞典饮食文化似乎有很大的不同，但其中又有诸多相似点。韩国人近二三十年偏爱吃辣、咸、甜等刺激性食物以及五花肉、牛排之类的烧烤类食物，但在 30 年前，人们也仅在节日里才吃烤肉，喜欢在杂粮饭中加些蔬菜。蒸或炖的鱼类占据菜肴的大多数。虽然也爱汤或炖菜，但味道都比较清淡，并不刺激。因此，瑞典风格的饭桌和韩国的饭桌并没有很大的差距。

发酵乳、谷物和硬面包

　　瑞典人早上最常喝的发酵乳酸牛奶（Filmjölk）与普通酸奶不同。虽然制作方法和我们常喝的酸奶一样，但它的酸味更强，几乎没有甜味。瑞典发酵乳酸牛奶和普通酸奶中的发酵菌也有所不同。制作发酵乳酸牛奶时，需要使用名为乳酸明串珠菌和肠膜明串珠菌的两种发酵菌。这两种发酵菌能使牛奶中的乳糖进行发酵，所以无须在发酵过程中单独添加糖分。而且由于乳糖处于已发酵完的状态，即使无法消化乳糖的人也能吃这种乳酸牛奶。

我们身上携带着各种细菌，尤其是肠道内。肠道内壁上布满褶皱，所以摄入的食物易于被肠道吸收。肠道的这些褶皱部分为细菌提供了良好的生活环境。这种寄居在肠道，进行着对我们身体有益活动的细菌，就叫作益生菌。20 世纪初，苏联科学家梅契尼科夫发现，补充类似于益生菌的细菌，就可以减少肠炎菌等有害细菌的感染。后来，随着人们对益生菌的关注不断增加，酸奶类发酵食品的优点也逐渐被揭示出来。这些有益细菌在肠道中将我们摄取的食物分解，转变为更易于身体吸收的形态，可以增强人的免疫功能。

益生菌不仅有益肠道健康，还能防止尿路感染，缓解高脂血症和高血压，抑制心血管疾病的发生。它还能生成维生素 K 和维生素 B_{12}、叶酸。此外，它还可以防止因服用抗生素而产生耐药菌，对经常发生尿路感染的人而言是必需品。

发酵乳除了可以直接饮用，也可以和一种叫作木斯里（Müesli）的食品拌着吃。木斯里是一种发源于瑞士的营养食品，主要由未煮的燕麦、水果干和坚果等组成。由于木斯里是把燕麦等压扁后再晒干，所以几乎没有甜味，略微粗糙。瑞典人将木斯里和发酵乳一起拌好，做成类似粥的样子来吃。

瑞典人喜欢吃的 Knäckebröd 面包，与其说是一种面包，不如说更像韩国晒干的锅巴。18 世纪初的瑞典，在土豆成为大众食品之前，黑麦和燕麦是主食，人们将秋天收获的黑麦和燕麦磨成粉后做成面团，不进行发酵，直接烤成面包。虽然硬，难嚼，却越嚼越香。这种面包富含膳食纤维和维生素，血糖生成指数低，是真正的健康食品。就像韩国人在国外时会怀念滋润的大米饭一样，瑞典人的家乡食物就是 Knäckebröd 面包。在面包上放上奶酪和切片黄瓜或西红柿，无论早上、中午还是晚上，都可以享用。

由于Knäckebröd面包用黑麦做成，口感粗涩，但营养丰富。众所周知，谷物的外皮由人体无法消化吸收的纤维素组成，但内皮却含有丰富的膳食纤维、维生素、矿物质，是丰富的营养宝库。特别是内皮中有丰富的抗氧化物质——α-硫辛酸。α-硫辛酸是构成细胞的重要物质，能消除活性氧，还能辅助其他抗氧化物质，如谷胱甘肽、维生素E、维生素C的抗氧化作用，帮助它们再生。α-硫辛酸能使细胞内线粒体调节能量的功能得以再生，还能促进糖和脂肪的分解，起到调节血糖和减少体脂肪的作用。

粮食的内皮有很多膳食纤维，在肠道中能阻止脂肪的吸收，帮助大肠发挥正常的功能，而且还能预防大肠癌。膳食纤维能防止血糖急速上升，减少心血管疾病。

鲑鱼和鲱鱼，青背鱼之爱

最近，根据哈佛大学卫生研究所的研究，65岁的成年人如果经常食用鲱鱼、鲑鱼这两种欧米伽-3脂肪酸丰富的鱼类，比不摄入的人，寿命平均要长2年左右。欧米伽-3脂肪酸是身体组织构成的基本要素，它能促进造成动脉硬化症的甘油三酯分解，减少身体的炎症反应，降低心血管疾病的风险。鲱鱼和鲑鱼是欧米伽-3脂肪酸含量较高的代表性鱼类，也是瑞典人喜欢吃的重要食品。

// 瑞典家庭餐桌的主材料：鲑鱼 //

在瑞典，鲑鱼是招待尊贵客人的食物，也是做三明治的好材料。瑞典的邻居挪威，养殖的鲑鱼量占全世界鲑鱼总量的37%，是世界第一鲑鱼养殖大国。得益于此，瑞典常年都能购买到新鲜的鲑鱼。在瑞典学习时，我曾参加了在斯德哥尔摩举行的国际学术大会。这是一个包含全世界肾内科医生在内的，总共有1500名学者参加的大型活动。活动期间午餐和晚餐都有鲑鱼料理。有的鲑鱼用盐腌渍，有的用烟熏、蒸和烤，烹饪方法多种多样。瑞典人钟爱鲑鱼，将5月底到6月初回归江河的野生鲑鱼看作是最棒的食材。

6月，瑞典人开始过暑期生活，大家经常和亲朋好友一起吃饭。这时，野生鲑鱼是必备美食之一。鲑鱼作为能使人长寿的抗氧化食物而闻名，它含有丰富的构成大脑细胞的欧米伽-3脂肪酸。欧米伽-3脂肪酸是一种可以减少炎症，减少"坏胆固醇"，降低心血管疾病发生风险的优质脂肪酸。而欧米伽-6脂肪酸尽管也是维持正常免疫功能所必需的物质，但含量太多时，则会破坏欧米伽-3脂肪酸的作用，增加身体的炎症反应，还会促进心血管疾病的发生，加速癌细胞的生长，严重影响人体健康。

欧米伽-6脂肪酸和欧米伽-3脂肪酸可组合起来发挥作用。欧米伽-6脂肪酸和欧米伽-3脂肪酸的基本比例为5∶1，如果欧米伽-6脂肪酸过高，欧米伽-3脂肪酸就无法有效地发挥效果。自然生态条件下生长的动植物都很好地维持了欧米伽-3脂肪酸和欧米伽-6脂肪酸的平衡，但使用了大量农药的植物、养殖的鱼、吃人工饲料的家畜，它们的欧米伽-6脂肪酸比例就非常高。而鲑鱼的欧米伽-6脂肪酸和欧米伽-3脂肪酸的比例是1∶3，是真正的长寿食物。

// 快速熟成的人气料理：鲱鱼 //

鲱鱼是瑞典最便宜、最常见的一种鱼类。腌制的清淡鲱鱼，配上洋葱或芥末增加香味，瑞典风格的饮食就这样得以完成。在瑞典的食品店里，能够轻易地买到瓶中包装好的鲱鱼。夏末是微炸的鲱鱼最流行的季节，街上到处都是炸鲱鱼的路边摊。

鲱鱼是在包含波罗的海在内的北大西洋上，一年到头最容易捕捉到的鱼。我住在瑞典时，经常在斯德哥尔摩城内的江河或湖边看到钓鲱鱼的人。特别是去朋友的暑期度假屋附近钓鱼时，一次就能钓到六七条。鲱鱼很常见，也很容易捕获，因而价格便宜。但鲱鱼的蛋白质和脂肪含量高，是几百年来北欧人补充蛋白质和脂肪的主要来源。甚至有人开玩笑道，18 世纪还比较贫穷的瑞典，转变为如今全世界平均身高最高的一个国家，都是因为瑞典人吃了富含优质蛋白质和脂肪的鲱鱼。

鲱鱼的欧米伽-6脂肪酸和欧米伽-3脂肪酸的比例为1:13，欧米伽-3脂肪酸的含量很高，其预防心血管疾病和癌症的效果比鲑鱼更好。虽然有的瑞典人喜欢生吃新鲜的鲱鱼，但大部分人还是喜欢吃熏制或腌制的鲱鱼。放入芥末、洋葱、蒜等各种香料腌制，是瑞典人的普遍吃法。但第一次看到瑞典人在早上把鲱鱼放在面包上吃的情景，还是让作为外国人的我感到吃惊。瑞典的腌鲱鱼，不像韩国的鱼酱，完全没有咸味和海鲜腌制后特有的腥味。

鲑鱼和鲱鱼这两种欧米伽-3脂肪酸含量多的鱼，特别适合冠状动脉疾病患者食用。鱼的背部发青，表明鱼很新鲜。经常食用背部发青的鲜鱼，患者血液内欧米伽-3脂肪酸的含量就高，意味着患者能活得更长久。这也是"为什么瑞典人长寿"的一个答案。

预防大脑老化的各种浆果

瑞典的森林中长满了山莓、草莓、蓝莓、红莓苔子、越橘、黑莓、蔓越莓等各类浆果。瑞典的法律保证所有人平等享受森林的权利。生长在森林中的浆果和蘑菇，不分共有土地、国有土地、私有土地，任何人都可以采摘。如今，瑞典人一年四季都能吃到从全球进口的果蔬，但在过去，从山上采摘的各种浆果是瑞典人维持健康的重要食物。

中产阶级以上的瑞典人大部分都有一个自己的暑期度假屋。每到暑期时，他们在度假屋周围采摘各种浆果和蘑菇，享受生活。瑞典人从幼儿园起就被灌输"大自然是我和邻居共同享有的财产，要好好保护"这样的观念。因此大部分人只采摘够自己和家人吃的量。

浆果是维生素和矿物质的宝库，是抗氧化作用卓越的食物。蔓越莓和类似五味子的越橘种子小，酸味强。越橘中含有丰富的维生素 A、B 族维生素、维生素 C 和钾、钙、磷、镁等矿物质，也是防止食品腐败的天然防腐剂。在过去，采来的越橘也会加上少许水进行保存，以便在无法买到新鲜蔬果时食用。在越橘中放少许砂糖腌渍而成的越橘果酱，甜味少，酸味强，常搭配肉、鱼类、土豆和粥一起吃。当然，也可以当作甜点食用。

在瑞典经常可以采摘到的黑莓含有丰富的维生素 A、维生素 C、钙、锌和叶酸。草莓先用砂糖调制，轻微发酵后用水稀释，既可以作为饮料饮用，也可做成果酱或甜点。在瑞典，草莓的收获季节在 7 月末到 8 月份。草莓含有丰富的维生素 C、叶酸、钙和磷，味道甜而酸爽，是夏季的风味水果，很受大家的欢迎。

蓝莓中含有的维生素 A 和维生素 K 非常丰富。蓝莓果实呈黑色，这是由花青素（一种代表性的抗氧化物质）造成的。花青素能防止因活性氧导致的脑细胞损伤，预防退行性大脑疾病——阿尔茨海默病，或延缓其发展速度，对眼睛健康也大有裨益。

蔓越莓中含有丰富的维生素 C、膳食纤维和锰。它含有丰富的抗氧化物质——多酚和单宁酸，能够预防血栓和心血管疾病，起到改善免疫力的功效。特别是蔓越莓中的花青苷，有防止尿路感染的功效。花青苷能防止感染菌在尿路附着以及繁殖，不仅对女性尿路感染有预防功效，对男性和儿童的尿路感染也有预防效果。所以，西方医生推荐尿路感染频繁的患者喝蔓越莓果汁。

各种浆果的共同点是都含有丰富的维生素 C。维生素 C 是胶原蛋白形成的必要元素，而胶原蛋白是构成皮肤和血管的必备成分。如果维生素 C 缺乏，血管壁就会变得脆弱，造成出血的现象。最初，会从牙龈这种受外部刺激较多的部位开始，严重之后，会导致全身的血管虚弱，发生出血现象。如果皮肤胶原蛋白无法形成，皱纹就会变多，皮肤弹性消失。维生素 C 有抗氧化作用，如果患有维生素 C 缺乏症，免疫功能就会减弱，当血管和免疫功能全都在减弱时，大出血和全身感染的风险就会增加。

在冷藏技术并不发达的过去，由于瑞典的冬天无法购买到新鲜的蔬菜和水果，所以因维生素 C 不足导致的坏血病患者就比较多。也许是因为有过这样的经历，瑞典人就像患有强迫症一般，尽量多吃蔬菜。我在瑞典学习期间，曾偶遇从幼儿园回家的教授和他的孩子们，我到教授家里串门聊天，看到 6 岁、4 岁的孩子高高兴兴地吃着切得很小的胡萝卜、青椒等蔬菜，让我感到非常惊讶。蔬菜已经变成了他们日常生活中的零食。医院的餐厅也设置了沙拉区，大部分人都拿着装得满满的大盘子，这也曾让我感到很吃惊。

连皮一起吃下去！

有一天我邀请医院的同事来家里吃饭，像平时在韩国一样，我削了水果招待他们。瑞典的朋友们却感到很惊讶，问我是不是总这样削皮之后招待客人。后来才得知，瑞典人吃水果大部分连皮一起吃。在家里、高级餐厅或是自助餐厅，水果也不会剥皮，而是整个端上来。

水果和蔬菜的皮中含有植物色素，它能够保护水果和蔬菜不受强光的直射、寒冷天气的侵袭和害虫的毒害，是保证果蔬正常成长的必需物质。在数千种植物色素中，有些像蓝莓一样决定着植物的颜色，有些则会决定植物特有的味道，比如蒜的气味或是橙子的香味。番茄红素、多酚、β－胡萝卜素、其他类胡萝卜素、叶黄素、α－硫辛酸、维生素 C、维生素 E 等各种抗氧化物质都属于植物色素。

这些抗氧化物质是细胞再生和活动所必需的物质，它们能分解活性氧。如果活性氧无法分解，而是在人体内高浓度地保留，就会损伤细胞，不只会减弱细胞功能，还会增加炎症反应，使细胞基因发生变形。而且，一旦细胞损伤，免疫功能就会变弱，被各种细菌、病毒、霉菌之类的微生物感染的风险也会随之升高，导致人体经常出现感冒、膀胱炎、皮肤疱疹等病症。若长期持续，还会增加患肿瘤和心血管疾病的风险。因此，多摄入一些抗氧化物质能促进活性氧的分解，防止细胞损伤，降低胆固醇，遏制癌细胞的生长。

猕猴桃果皮所含有的能阻止食物中毒、防止病原菌侵入的抗氧化成分是其果肉的 3 倍。南瓜皮中有利于皮肤和指甲健康的锌含量也比果肉多，能预防心血管疾病和癌症的 β - 胡萝卜素也非常丰富。另外，南瓜的种子富含对大脑健康有益的脂肪酸。一个拳头大小的土豆的皮中，锌、铁、维生素 C 的含量是人体一天所需总量的一半。

水果或蔬菜中丰富的膳食纤维，大部分存在于皮层中。膳食纤维可以降低血液中胆固醇的浓度，减少心血管疾病的发生风险。而且在肠道中可以阻碍脂肪吸收，轻易地将肠道中的有毒物质排放出去，促进肠细胞的再生，减少大肠癌发生的风险。另外，如果将水果连皮一起吃下去，水果中含有的糖分就会逐渐被吸收，有利于血糖的控制，能够有效防止肥胖。特别是橙子、柚子、柠檬皮里面的白色部位，能溶于水的膳食纤维——果胶的含量非常丰富。果胶和其他膳食纤维一样，能降低胆固醇，预防便秘。一些临床研究也表明，如果把柚子连皮一起吃，还具有分解体脂肪和减轻体重的效果。

全谷物和全水果，强大的益生菌效果

最近遇到的金英利是一位皮肤白皙、润泽的 29 岁新娘。她是一名益生菌料理厨师。益生菌料理是一种将所有食材直接食用的自然主义烹饪方法。这种方法减少了肉、蛋、奶制品、鱼等动物性蛋白质的摄入，将谷类、水果、蔬菜连皮一起烹饪，以摄取百分百原生态的营养。

金英利是一名彻头彻尾的素食主义者。她 13 岁患上牛皮癣，从脸蔓延到全身，折磨了她 14 年。尽管她在大学医院接受了皮肤组织检查，确诊为牛皮癣，但无论使用什么药物都没办法治好。

牛皮癣导致皮肤出现手指关节大小的红斑，产生角质，会令人非常痒。情况严重时，会引起肘、膝等关节部位的炎症，造成关节变形，是一种非常可怕的疾病。牛皮癣是免疫细胞对皮肤过度反应造成的一种自体免疫性疾病，其发病原因尚未明确。压力过大，对食品或污染的空气过敏时，症状会恶化。从刚步入青春期的 13 岁，到对外表很在意的 20 岁，从脸上到身上都有着严重的牛皮癣症状，这对一个如花似玉的女孩子而言，内心的痛苦可想而知。

然而，金英利现在的皮肤却非常干净、清爽，让人不敢相信她曾患过这样的疾病。金英利大约在 3 年前得知益生菌，之后便视其为治疗牛皮癣的唯一方法，并开始学习益生菌相关的知识。最初 6 个月她在法国、以色列的自然治疗机构中进行疗养和益生菌料理的学习，皮肤开始逐渐变好。回到韩国后，她也非常积极地自己做益生菌料理食用，现在皮肤已经完全变好。她说，现在受到压力或过度疲劳时，依旧会出现一点儿斑疹，但已经不会严重到过去牛皮癣的那种程度了。

　　大家都认为牛皮癣是持续一生的疾病，但在压力和过敏原因消失后，症状其实可以得到改善。益生菌料理的特点在于连皮一起烹饪，从而获得均衡的营养素。另外，居住地生产的食品最适合自己的体质，因此需要使用本地有机食品作为食材。使用化肥栽培的作物与使用有机方式种植的作物相比，有益微生物的量非常少。另外，为了避免食材在长距离、长时间运输后变质，人们往往会使用各种化学防腐剂。在这个过程中，对我们身体有益的微生物会消失，导致异常免疫反应的化学物质却会残留在食物中。人如果食用这些蔬果，就会发生意想不到的疾病。因此，通过摄取有益的微生物，改善免疫功能，避免摄取那些会导致异常免疫反应的化学物质，就能慢慢改善牛皮癣。

从小养成的饮食习惯

　　在瑞典，被有孩子的家庭邀请去吃饭时，能看到很多和我们不同的地方。除了那些还在喝奶的小婴儿，大家都围坐在餐桌吃饭。只要孩子能抓住勺子，就让他坐在与餐桌配套的婴儿椅上，从大人吃的料理中为孩子选择能够吃的食物，然后让孩子独立用餐。

　　虽然孩子吃饭时撒出来的食物比吃到肚子里的量更多，但父母都只是坐在旁边偶尔帮助一下，不会像韩国的家长，干脆端着饭碗直接喂孩子。四五岁的孩子会和客人一起坐在餐桌吃饭，一起吃饭的客人也会跟旁边的孩子认真对话，这也令人印象非常深刻。在瑞典，在外用餐的费用很高，因此请人来家中做客是一件很常见的事，孩子们也就自然地习惯和大人们聊天。

　　瑞典的学校给学生提供免费伙食。这种免费伙食在 1946 年首次实施，直到 1976 年才扩展到全国范围内。学校伙食属于社会保障制度的一个重要环节。这为孩子们提供了营养均衡的饮食，改善了营养不良症状，还能改变孩子们不良的饮食习惯。不仅如此，学生们也在无意中培养了"大家都吃得一样"这种平等的概念，女性也不用花很多时间去准备孩子的便当，能让她们拥有更多的时间进入社会。最近，学校饮食的目的也转变成了教育大家预防肥胖、保持身体健康。

　　瑞典学校的伙食大多是自助式的，能给孩子提供一天所需能量的1/3。菜单上大部分是烹饪过的主食和没有烹调过的蔬菜、脱脂牛奶、面包或米饭。蔬菜和水果总量在100～125克，主食一定要提供两种以便孩子做出选择。也有专为素食主义者准备的菜肴。学校里既不提供也不销售糖果、冰淇淋、糕点之类含有很多糖分和脂肪的零食或含糖的饮料。

　　吃饭时，学校要为孩子提供舒适、安静的用餐环境，让他们充分享受食物。学校伙食给学生提供了学习餐桌礼仪的机会，学校和幼儿园的老师都和学生一起吃饭，让孩子们自然地熟悉健康的饮食法。有研究结果显示，这些努力使瑞典的学生比其他欧洲国家的学生吃到更多的蔬菜。

为韩国人准备的健康饮食建议

韩国的传统食品是泡菜、豆瓣酱、虾酱等发酵食品，是油放得少、蔬菜放得多的健康食品。然而，根据美国华盛顿大学健康指标与评估研究所（IHME）的测定结果，韩国"不健全的饮食习惯"导致国民健康寿命缩短了13.4个月。所谓"不健全的饮食习惯"，是指钠摄取量高出人体所需且不规律的饮食。传统的发酵食品——泡菜、豆瓣酱、辣椒酱、虾酱等中，盐的浓度很高。各种汤羹或炖汤也使人们摄取了过多的盐分。另外，可以称得上是在外就餐代名词的烤五花肉，也是高脂肪和高热量的食品。和我的童年时期相比，现在饮食中的糖也越来越多。减少盐和糖的使用，回归传统的韩式料理，我们的饮食也能变得像瑞典饮食般健康。

// 乳酸菌活跃在美味的泡菜上 //

能和瑞典发酵乳酸牛奶相媲美的，是韩国的代表性食物泡菜，其主要食材是白菜、萝卜、辣椒粉，添加虾酱或者鳀鱼酱加以发酵，再使用梨或梅子酒增加甜味。白菜和萝卜是黄绿色蔬菜，不仅含有维生素C，还含有类胡萝卜素、铁、钙等。而且，在和虾酱或凤尾鱼酱一起发酵后，蛋白质就会分解为氨基酸，使口味变得更好。这种氨基酸能够补充白菜或萝卜等蔬菜中比较缺乏的动物性氨基酸。另外，萝卜中含有的酶对泡菜的发酵和成熟起到非常重要的作用。梨也含有多种酶，能够使泡菜腌制得更完美。尤其是泡菜在腌制成熟时，乳酸菌会增殖。最终，发酵完成的泡菜中会含有维生素C、类胡萝卜素、铁、钙、氨基酸等，以及帮助消化吸收的各种酶和乳酸菌。

泡菜中的乳酸菌能合成蔬菜所缺乏的B族维生素。我们身上大约生活着500种细菌，所有细菌聚集在一起的话，重量大约超过1kg。其中既有有益细菌，也有有害细菌。乳酸菌是能阻止我们身上的有害细菌进行繁殖的代表性有益菌。泡菜中的乳酸菌比酸奶多4倍。乳酸菌能阻止肠道中的有害细菌进行繁殖，帮助肠黏膜细胞再生。

泡菜中的膳食纤维能促进粪便排泄，减少有害细菌和有害物质在肠道内的逗留时间，降低大肠癌的发病风险。乳酸菌能预防尿路感染和膀胱炎，改善免疫功能，可用于对过敏和哮喘患者的辅助治疗。在新生儿时期有抗生素使用史的婴幼儿，肠道内的乳酸菌不足，泌尿系统感染疾病和过敏的发生率高。

根据2011年韩国食品药品安全厅发布的文件，以40岁以上的人为对象，对25名长寿村居民和44名城市居民进行肠道微生物分布的分析，结果显示，长寿村居民体内乳酸菌的比例比城市居民要高出 3 ～ 5 倍。这个结果就是农村居民吃的传统型健康食物比城市人多的证据。

尤其是泡菜中富含的膳食纤维，可干扰人体吸收食物所含的脂肪，在预防、治疗高脂血症及其导致的心血管疾病方面也有很好的效果。然而即使是这样口感清新、爽口，还富含维生素、膳食纤维、乳酸菌的泡菜，也有它的缺点，那就是盐的含量高。泡菜中盐的浓度约为 3% 时，是发酵得最美味的时候。也就是说，100 克泡菜中有约 3 克盐。盐是促使高血压、心脏病、肾脏疾病恶化的物质，摄取得越少越好。世界卫生组织建议每天盐的摄取量是 2 ～ 3 克，但韩国人一天摄取的盐量约为 6 克。所以建议在腌制泡菜时少放盐，食用时不吃泡菜汤，这样就能将盐的摄入量减半。

// 大酱和辣椒酱，健康饮食的方法 //

大酱和辣椒酱是韩国的代表性发酵食品。大酱是豆子发酵后制成的食物，它的蛋白质、B 族维生素和乳酸菌含量非常丰富。日本的纳豆是被全世界认可的健康食品，而我们的大酱却还未受到如此的瞩目，其原因就在于它的盐分含量。

盐有抑制细菌活动的效果。在大酱发酵的过程中，盐抑制细菌的繁殖，调节有害发酵菌的活动。在过去，冷藏技术不发达，盐是抑制大酱中快速生长的有害细菌活动，让发酵菌慢慢起作用的必需品。但是，在冷藏技术发达的现代，减少大酱的含盐量，并在低温下进行发酵，就能在保留大酱优点和味道的同时，减少盐的摄取。

辣椒酱是将大豆磨成粉后，加入辣椒粉、糯米或大麦，进行二次发酵后的食物。它将辣椒粉与大酱的蛋白质和乳酸菌混合，是一种营养食品。和草莓相比，红辣椒中含有 10 倍以上的维生素 A，3 倍以上的维生素 C。此外，辣椒中的辣椒素有分解体脂肪的效果。大酱和辣椒酱中有能分解淀粉和蛋白质的酶，有助于消化。制作辣椒酱时放的糯米饭或者大麦饭之类的碳水化合物，靠麦芽进行发酵，转换成单糖，散发出辣椒酱的甜味。但最近，人们直接在辣椒酱中加糖或低聚糖，以增加甜味，真是可惜极了。这种糖分被我们无意识地摄入体内，提高了我们的饮食热量。辣椒酱也是一样，如果能减少盐，在低温下发酵成熟，就能变成更好的食品。

吃肉或鱼时，我们会将大酱、辣酱和生菜一起包着吃，为了降低盐的摄取，就要减少整体的量。另外，为了增加甜味，我们经常会添加砂糖、梅子酒等，但这样在无意中会提高热量，一定要铭记。如果真的需要甜味，可以改用几乎没有热量的天然甜味调料，这也是减少热量的方法。

// 明智地摄取多种酶 //

最近几年最受欢迎的健康辅助食品就是酵素，即酶。我们身体中所有细胞的生命要得以保持，都需要养分和氧气。我们摄入的食物在被胃和肠吸收的过程中，只有当碳水化合物分解变成单糖，蛋白质变成氨基酸，脂肪变成脂肪酸时，细胞才可以使用。分解碳水化合物、蛋白质、脂肪的酶就叫消化酶。这些消化酶可通过食物摄取，也有一部分由我们自己的身体制造而成。除了消化酶之外，为了发挥正常功能，我们身体的细胞还需要其他各种酶。

在自然状态下生长的谷物、水果、蔬菜中包含多种酶，它们主要存在于这些食物的果皮上。土壤中生存的各种微生物能够促进酶的生成。因此，利用人工肥料和农药之类的化学物质进行大量生产时，会破坏土壤里的微生物，导致作物中酶的含量减少。而且酶不耐热，在46℃时就会被破坏，不能发挥正常的功能。因此，在日常烹饪过程中，大多数酶都会被破坏掉。为了最大限度地摄入酶，将水果和蔬菜连皮吃下去是最好的方法。然而，水果和蔬菜的皮中有一种叫作纤维素的物质，无法被人体消化，会阻碍肠的运动，在肠中留下很多气体。有过敏性肠炎或肠比较敏感的人，可能因此病情恶化，所以需要特别注意。

为了有效地摄取酶，将山上生长的浆果、五味子、覆盆子、野菜、桔梗等水果和蔬菜，用砂糖腌渍，保存约3个月，这是一个众所周知的方法。实际上，砂糖不仅能促进蔬菜和水果中有益微生物的繁殖，而且还具有防止有害细菌生长的防腐效果。放入糖，在低温下长时间存放的话，野菜、浆果、五味子等会发酵，碳水化合物、蛋白质、脂肪会分解，在体内很容易被吸收。而且发酵过程中 B 族维生素和柠檬酸的含量也会增加。

食用发酵食品能更轻松地吸收各种蔬菜和水果中的营养素，也可以摄取到酵母。但问题是这种发酵食品包含太多糖，虽然有人说发酵的糖对健康没有问题，但事实并非如此。糖完全发酵后会转变为酒精，失去甜味。发酵过的野菜汁、梅子酒或五味子中如果还有较重的甜味，就证明为了发酵而使用的砂糖还是以糖的形态留存了。这时 1g 糖中含有 4 卡路里热量，与一般的糖无异。因此，酵素多、营养素丰富的梅子酒或野菜汁会使血糖升高，使体重增加，要小心。

// 青背鱼中富含蛋白质和欧米伽 - 3 脂肪酸 //

瑞典人喜欢吃鲑鱼和鲱鱼，而韩国人喜欢吃鲭鱼和鳀鱼。晒干的鳀鱼可用于烹调所有的汤类，而价格相对便宜的鲭鱼是国民都爱吃的鱼。韩国和瑞典在吃青背鱼的方法上也有区别。第一，瑞典的鱼是主食，我们吃的鱼是小菜，量小。第二，瑞典人是将鱼不加调料烤制，然后蘸一点酱吃，而我们是将用盐调味的鲭鱼再次用调料调味，然后食用。这种差异使得韩国人相对来讲鱼吃得少、盐吃得多。

韩国饮食的缺点是以米饭和汤为主食，碳水化合物和盐摄取得多，蛋白质的摄取量相对较少。2011 年韩国国民营养报告称，韩国人摄入的能量来源中，碳水化合物约为 65.8%，蛋白质约为 14.6%，脂肪约为 19.6%。2013 年 5 月，瑞典健康技术评估委员会综合数万篇营养学论文，得出的结论是：碳水化合物的摄入使肥胖、高脂血症、心血管疾病的发病率升高。只有当碳水化合物的摄取大约减少到能量来源的 40%，才能有效防止高脂血症和肥胖。

蛋白质是保持肌肉和骨骼健康所必需的营养素。肌肉是我们身上消耗能量最多的组织。基础代谢量是指我们的身体维持生命所需的能量。一般情况下，如果基础代谢量高，那你就有吃再多也不胖的体质；基础代谢量低的话，那你就有不吃也会胖的体质。而肌肉量多的话，基础代谢量会变高，就很难变胖。另外，通过摄取食物获得的能量如果不能全部使用掉的话，血糖和胆固醇量就会增加，但是，如果肌肉多的话，会消耗很多能量，可控制高脂血症与糖尿病的发病。如果增加我们食谱中鱼的摄入量，减少米饭的摄入量，那么我们摄取的蛋白质量会增加，碳水化合物量会减少，有利于塑造肌肉，对肥胖、糖尿病、高脂血症等代谢综合征也有不错的治疗效果。

最近在日本流行一种说法：就餐时先吃肉和菜，后吃面包或米饭的饮食方法能够防止肥胖。肉和蔬菜糖分少，消化的时间长，血糖会慢慢提高，饱腹感也持久。与此相反，面包或米饭中的碳水化合物会因为唾液中的碳水化合物分解酶而迅速变成糖分，在胃中也会因各种消化酶作用变成糖分，所以餐后血糖马上升高。血糖一升高，调节血糖的胰岛素就会分泌，并随血糖上升而快速增加。于是，血液内的糖分变成脂肪，甘油三酯浓度增加，在肝脏和腹部以体脂肪的形式积累。如果因为胰岛素而使血糖急剧下降的话，我们的身体会再次感到饥饿，就会继续吃东西。

碳水化合物就如同干树叶一样很容易被火点着，只要一有热，马上就会消失；蛋白质则像原木一样不容易着火，但一旦点着就会持续很久。因此，建议先多吃些青背的鱼、豆腐、蔬菜，再将米饭和糙米混合着吃。

// 鸡蛋营养的误解与真相 //

鸡蛋是高蛋白、低热量，近乎完美的营养食品。尽管现在可以轻而易举地购买到价格便宜的鸡蛋，但在 20 世纪 70 年代之前，在乡下，鸡蛋依旧是送给老师的贵重礼物，也是走亲访友作为礼物的珍贵食品。学校郊游或修学旅行时不会遗漏水煮鸡蛋，午餐里有一个荷包蛋也是有钱人的象征。我记得小时候，母亲把些许香油和盐放在鲜鸡蛋的蛋黄上，劝说身体虚弱的我在上学之前喝了，这持续了相当长的一段时间。从 70 年代开始，随着养殖技术的提高和冰箱的普及，鸡蛋成为大众营养食品。像蒸鸡蛋、鸡蛋卷这种小菜变得习以为常，在刚做好的米饭上放个荷包蛋，洒上浓汁酱油，再加上一点儿香油或黄油拌着吃，也不再是什么特别的美食了。

在韩国经济取得令人瞩目的发展的同时，食物也变得丰富起来。过去作为财富象征的大肚子，现在成为危害人体健康的罪魁祸首，许多食物因为增加了心血管疾病的发病率而不受欢迎。不过 30 年前，我做实习医生的时候，以心肌梗死为代表的冠状动脉疾病还非常罕见，但现在，它与癌症一样，成为中年人和老年人最担心的疾病。

高脂血症会增加心血管疾病发生的风险，经常发生在摄取很多高能量、高脂肪食物的人身上。

这样一来，不仅是患高脂血症或心血管疾病的人，连健康的人也都开始远离鸡蛋。但鸡蛋真的有这么可怕吗？

一个约 50g 的鸡蛋除了蛋壳之外，其他都是营养物质。一个鸡蛋的热量约是 71 卡路里，其中，45 卡路里来自蛋黄中的脂肪。鸡蛋中的脂肪经常成为鸡蛋有害健康的依据。45 卡路里的能量相当于 5g 脂肪在体内彻底氧化产生的能量，而 5g 脂肪只占一天允许摄取的饱和脂肪酸总量的 8%。鸡蛋中胆固醇的含量约为 210mg，大约是建议每天摄取的 300mg 胆固醇的 70% 左右。除去水分，鸡蛋清中含有的蛋白质约为 6g。和肉类一样，鸡蛋的蛋白质可以百分之百被消化吸收，属于高质量的蛋白质。鸡蛋的蛋清中含有蛋白质，蛋黄中不仅含有脂肪、铁、钙、维生素和硒等营养素，还含有许多叶黄素。根据美国营养学会的研究结果，一天吃 1.3 个鸡蛋，会增加血液内叶黄素的浓度。叶黄素有保护视神经的功能，起到抑制视力降低的作用。美国营养学会指出，一个健康的人，即使一天吃 2 个鸡蛋也没有患高脂血症的危险。相反的，早餐吃 2 个鸡蛋的人，体重会降低。

尽管建议每天摄取的胆固醇量不要超过300毫克，但这是指除了胆固醇以外的其他脂肪被充分吸收的情况。倘若其他脂肪的摄取量没有大到建议值，就没有必要太顾虑胆固醇的建议量。在西方菜谱中，使用鸡蛋烹饪的料理很多。面包、饼干、点心和调味料等，尽管眼睛看不到鸡蛋，但是大多加入了鸡蛋，特别是蛋黄，所以对胆固醇高的患者，要限制蛋黄的摄取量。

但是现在各种研究都更加强调鸡蛋的坏处。在韩国，除了饼以外，使用鸡蛋的料理很少见。特别是偏爱韩餐的青壮年人群，食谱上蛋白质和脂肪比较少。2010 年韩国营养调查结果显示，韩国 60 岁以上老年人摄取的脂肪大约占一天摄取总热量的 9% 左右，比例非常低。尽管脂肪摄入过高时，会增加患高脂血症的风险，但作为构成细胞的必要成分，摄入量太少也并不妥当。韩国老年人肌肉不足的情况很普遍，与肌肉多的人相比，他们严重缺乏维生素 D。

我的结论是，人们需要吃蛋白质和必要营养素丰富且价格实惠的鸡蛋。煮着吃或煎着吃，一天要吃 2 个，连蛋黄一起。可能的话，每顿吃 2 个蛋白更好。蛋白质摄取得多，肌肉才会结实，才会减少碳水化合物的摄取。要记住，在韩国，过量摄取碳水化合物是导致肥胖和高脂血症最重要的原因。

// 旧石器时代的食谱是我们要的答案吗？ //

最近，有医生和营养学者主张通过旧石器时代的食谱重新找回我们的健康。因为人类的进化非常缓慢，我们身体的基因与旧石器时代的一致，但现在的饮食生活与我们的基因不相符合。英国和美国医生中有人提出，旧石器时代的饮食法可以治疗糖尿病、高脂血症、高血压这类新陈代谢疾病，甚至可以治愈癌症。那么，大家会产生"旧石器时代的人比现代人活得更久吗？""为什么不是新石器时代的食谱，而是旧石器的呢？""如何知道旧石器时代的饮食法呢？"这些疑问。

旧石器时代的人的平均寿命要比现代人短。在抗生素和疫苗出现以前，威胁人类健康的最危险的疾病是霍乱、结核、天花等各种感染性疾病。所以，旧石器时代的人的平均寿命一般在 50 岁以下。

在旧石器时代，打猎是一种生活手段。人们通过在大自然中摘取的果实和根茎，以及打猎和钓鱼来维持生命。因为处于人类还没有开始种植农作物的时期，他们获得的谷物严重不足。因此，人们的饮食量非常少，而运动量非常多。因为食材不足，从皮到根，可以吃的东西他们全都会吃。而且当时不是每天都可以打到猎物或寻找到果实或根系植物。

所以，为应对挨饿的时节，将摄取的食物尽可能最大化囤积，使能量转化为脂肪的遗传因子得以显著表达。其中的肥胖基因（FTO 基因），与肥胖有着密切的关系。在现代社会中，拥有 FTO 基因的人比起没有 FTO 基因的人，肥胖的概率要高 1.67 倍，其结果是肥胖、高脂血症、高胰岛素症、2 型糖尿病等代谢综合征发生的可能性也更高。

新石器时代人类开始农耕和畜牧。所以，即使不出去觅食，人类也能在居住地附近生产粮食。另外，随着米、小麦等谷物渐渐丰富，比起旧石器时代，新石器时代的人类碳水化合物的摄取量大大增加。但是，在 18 世纪末工业革命发生之前，除了贵族之外的大部分人都因粮食不足而饱受煎熬。因此，即使那时人们大量摄取了米饭、面包、面条等碳水化合物，也很少有人得当今社会出现的新陈代谢疾病，这是因为人们摄取的总热量少。随着农耕业的发展以及粮食的大量生产，全世界都开始发生变化。原本富人们食用的白米饭和白面粉成为普通食物，珍贵的糖和油随处可见，只有贵族才可享用的饼干、蛋糕、糖成了人人能吃到的零食。

现在常见的冠状动脉疾病在 30 年前我从医科大学毕业时还是非常罕见的疾病，高脂血症和糖尿病也不常见。当时人们主要吃大米饭和蔬菜，对糖、油以及肥肉的消费比现在少得多。现在很普遍的五花肉，在 20 世纪 80 年代初时还是非常罕见的食物，饼干、糖和含糖的饮料是只有去郊游或节日时才可以吃到的特别食物。

现在，在大型超市里，冷冻食物或速食食品令人应接不暇。这些食物在工厂里大量生产，保质期被延长，即使重新加热，依旧能保持原味，但这些大部分是高脂肪、高热量、高钠食品。再加上交通工具的进步，人们步行的时间不断减少，比起体力活动，在电脑前坐着的时间增加，热量消耗减少，而摄取的热量却不曾改变，甚至增加。

　　即使不像旧石器时代的人那样饮食，我们也有找回健康身体的好办法。只要知道新陈代谢疾病产生的原因，就可以解决问题。第一，减少糖和油的摄取量。第二，加强身体锻炼。第三，饿了再吃。我们很多人都吃得太勤快，每顿饭吃得过多。记住，肚子饿时，在杂粮饭中加点蔬菜，努力多走动，那么代谢综合征就不容易找上门来。

运动一生，享受体验

瑞典人总在走路

在瑞典生活的时候，经常遇到要问路的情况。很多时候当我问到目的地需要多久时，大部分人会说"很近，大概走个 10 分钟"，但实际上要走 30 分钟以上。所以我慢慢明白，瑞典人大概 10 分钟能走完的路程，我却几乎要走上 30 分钟。

瑞典人真的经常走，而且很享受走路。瑞典人周末做得最多的运动就是走路。他们会沿着湖岸或林荫道，走上三四个小时。在湖面或江水结冰的冬天，他们经常溜冰。在瑞典生活时，一到冬天，我就会带着孩子去湖面滑冰。有一次，我观察过一对年轻夫妇滑冰，爸爸把孩子放在背包中系在背上，夫妻两个各自穿着溜冰鞋，打算滑到湖面尽头。听说，滑冰滑到湖面尽头大概需要 2 小时，还大冬天背着孩子，以滑冰的方式往返 4 小时的路程，真是让人感到神奇。

　　瑞典人这么爱走路，也是从幼儿园开始的。在瑞典，从幼儿园起到小学，老师会教导学生每天花一定时间进行户外活动。大多数幼儿园一天会进行 2 小时的户外运动。经常可以看到从坐着婴儿车的孩子到五六岁的孩子，和幼儿园保育员们一起出游的情景。孩子们会在幼儿园附近的公园里玩沙子或观察自然，冬天下大雪时，会带着各种颜色的雪橇出来，在雪地里打滚玩。瑞典的孩子既不怕感冒，也不在乎衣服粘上泥土或弄湿，都很开心地进行户外活动。

　　这样从小在户外练习走路，走路就成了一种习惯。在年幼的时候做许多身体活动，不仅有利于健康，而且对大脑发育也有帮助。因为身体活动可以加快血液循环，给大脑提供更多的氧气和营养成分。另外，运动能分泌许多有抗压效果的去甲肾上腺素和内因性吗啡，可以减少压力，让人变得心情愉悦。另外，运动会刺激各种细胞，分泌丰富的再生成长因子，使脑细胞活动变得活跃。患有阿尔茨海默病的老年人进行身体活动有改善心脏和脑功能的效果。特别是规律的散步，将有助于重新恢复健康。

瑞典孩子的聪明源于运动

瑞典鼓励孩子进行体育活动。据统计，13～15岁的瑞典儿童中，有68%的人参加体育社团活动。男女都是踢足球的最多，其他的运动中男学生一般以和棒球类似的福乐球、游泳以及冰球为主，女生骑马的较多。星期五晚上，在公共汽车或地铁上，经常可以看到提着冰球杆的学生。

担忧孩子学习成绩的家长也担心体育活动抢走了孩子们的学习时间，但实际上，有许多研究结果表明，体育活动反而有助于提高学习成绩。根据美国内珀维尔中心高中（Naperville Central High School）的研究，在开始学习前进行30分钟体育活动的学生，阅读能力可以提高两倍，数学分数可以提高20分以上。另一个研究显示，在跑步机上完成30分钟的运动，解决问题的能力可以提高10%。

运动能增加大脑血流量，使脑细胞之间的交流变得活跃。另外，对于运动中可能发生的危险或突发情况，大脑和神经细胞也会进行应对活动，脑细胞和神经细胞会相互帮助、更加活跃。体育活动是用身体体验到的刺激大脑的最佳方式。因此，如果孩子们参加更多的体育活动，他们的脑功能会得到更好的发展，学习成绩也会得到提高。

即使孩子成人后，这样的体育活动也会保持下去。瑞典人口中有约20%，也就是200万名左右的瑞典人加入了体育俱乐部。瑞典是全世界范围内业余体育运动最发达的国家。保持健康的身体，进行体育活动是瑞典的重要文化。大部分公司也都鼓励员工进行体育活动，并且会分摊费用。我在瑞典留学的时候，系主任年龄 60 岁，他和夫人一起加入网球俱乐部，几乎每周都去打网球。另外，系主任的秘书是一名 40 岁的女性，兴趣是马拉松，她和医院的跑步爱好者们一起参加了纽约和波士顿的马拉松大赛。还有一个韩国移民来的女孩，因喜欢打高尔夫，上大学时在国际业余高尔夫比赛中获得奖项。作为一个人口只有 950 万的小国，能够在国际体育大赛上获得各种奖项的原动力大概就是这种活跃的业余体育活动。

　　每年 2 月，瑞典有一周的体育假期，所有学校都会放假。大多数家庭会去瑞典的北部，有的甚至会离开瑞典去美国滑雪。另外，到了 6 月中旬，瑞典人开始 10 周的长假。他们回乡下的房子休假或去海外旅游。暑期休假，在附近的湖水或江中游泳的情况很多。在瑞典，到了 11 岁就可以进行包含 50 米仰泳、总长 200 米的游泳了。另外，学校对戏水时可能发生的事故以及意外事故处理方法的教育使孩子们游泳时一般不会发生意外。

　　韩国人去旅游时，主要去旅游景点，而且开车的时间比游玩的时间更多。瑞典人在休假时，会停留在一个地方进行游泳、走路、溜冰或滑雪等身体运动，与我们形成鲜明的对比。

瑞典人的阳光之爱

在瑞典，夏季白天非常长，冬季白天短。我居住的斯德哥尔摩因为位于瑞典南部地区，尽管没有白夜，但夏天凌晨 4 点天亮，到第二天凌晨两三点还有一丝光明。但冬天早上要过了 8 点，天才开始亮，下午才 3 点，天就黑了。可能是冬季漫长且日照时间短的缘故，瑞典人尤其钟爱阳光。

阳光是合成维生素 D 的必要元素。维生素 D 是一种溶解于脂肪的脂溶性维生素，大部分是在皮肤暴露于阳光下时形成的，一部分是在摄入肉类和海鲜、蛋黄时，以维生素 D_1 的形态被我们的身体吸收，然后在肝中被转化为维生素 D_2，在心脏中转化为维生素 D_3，然后身体才会吸收钙，拥有形成骨骼的能力。维生素 D 不足会使孩子的骨骼发育不完善，导致佝偻病；成人则可能有发生骨质疏松的风险。为了形成维生素 D，需要紫外线 B，但瑞典冬天的阳光中紫外线 B 不足。为了应对日照量不足的冬天，需要在紫外线 B 丰富的夏天多晒一些阳光，才能保持健康。

阳光是所有生命体活跃运动时必需的物质。人的身体就像一个小宇宙，为了实现自己的功能，需要阳光。人的体内有生物钟，激素的分泌和调节、代谢作用，以及情感调整等都是按照生物钟的周期进行的。人在晚上睡觉，白天活动，也是依照生物钟调节的。阳光进入眼中，视神经将阳光的刺激发送到连接左右脑的间脑，间脑中被称为松果体的部位会分泌褪黑素。褪黑素主要在晚上分泌，诱导睡眠。褪黑素是在我们休息时，为细胞再生制造条件的激素。为了适应时差，可以在晚上服用褪黑素片，这样可以人为地让我们的身体意识到是晚上，起到促进睡眠的目的。褪黑素、生长激素、肾上腺皮质激素等是遵循生物钟活动的代表性激素。工作需要三班倒的人或航空公司乘务员这类饱受时差困扰的人，激素均衡异常、睡眠障碍、因压力带来的心血管疾病等发生的频率较高。

阳光会促进身体的代谢作用，使细胞活动得更频繁，使糖和脂肪的燃烧更高效。这可以解释为，比起室内活动，在室外阳光的照射下进行活动更加有效。医生之所以鼓励肥胖、糖尿病以及高脂血症患者在午饭后到屋外走 15 分钟，就是为了让他们获得阳光的照射。

阳光在情感调节上也起着很大的作用。听说在冬天难以看到太阳的北欧，抑郁症患者比较多，而在阳光充足的夏天，抑郁症患者会减少。因此，医疗上也会使用人工紫外线来治疗部分抑郁症患者。

另外，阳光可以改善免疫力。一般情况下，三班倒工作人员或受时差困扰的人，因为免疫力低下，经常发生感冒、过敏性大肠炎等疾病。在研发出结核的治疗剂之前，充足的阳光、干净的空气以及充分的营养素，是治疗结核的最佳处方。瑞典人在夏天日光浴晒多了，原来的白色皮肤晒得又黑又红，很多人的皮肤比我这个东方人的颜色还深。另外，为了应对冬天微弱的阳光，瑞典设置了叫作日光室的房间，里面放着一个可以照射中波长紫外线的器具。我生活过的公寓和工作过的医院，也设置了日光室，无论是谁，只要申请就可以使用。

享受自己动手的乐趣

瑞典的教育理念是培养独立而具有创意的人才。在瑞典，无论是富人还是穷人，无论是男是女，都平等无差别地获得教育。婴幼儿教育和小学教育的核心是边玩边学。孩子和老师、朋友一起玩耍，培养人际交往能力、解决问题能力以及社会性。我的第二个孩子，从 4 岁到 6 岁在瑞典生活，前 3 个月上私立幼儿园，后 9 个月在公立幼儿园，之后是在一个叫蒙台梭利的幼儿园。就像前面介绍的一样，3 个保育机构每天都会组织孩子一起进行室外活动，像养动物、做饼干这样让孩子们亲自参加的活动非常多。我家孩子最喜欢的是蛋糕课，孩子在幼儿园使用面粉、糖、鸡蛋等亲自和面，烤了蛋糕之后带回家。一次，我看到老师和孩子和着面，蘸了下还没熟的面粉，然后一问一答："真甜，真好吃。""放什么味道会不同呢？"这让我感到非常惊讶。

老二上的幼儿园中养着一只小仓鼠，孩子们不仅给它喂食，带它玩耍，放学的时候还带回家继续照看。另外，我的瑞典朋友有一个读中学二年级的儿子，在实用课上做了一个学期的椅子，在科学课上亲自做实验的时间也很多。因为教育不分男女，男孩中编织或料理做得好的人很多，女孩子们也不害怕拎重物或做冒险的事情。

记得有一次，我和瑞典老师一起去挪威北部的一个乡下旅行。我们需要从挪威奥斯陆换乘两次飞机，还要乘坐的士和船才能到达。半山腰的茅屋不仅没有水电，连电话也没有，就连厕所也是传统的厕所。饮用水需要从茅屋后面的湖中打来用。作为一行人中唯一的女性，没有做过体力活的我，除了帮忙做饭以外，什么也干不了。但是，一起来的老师们每天打水，踏着小滑板去海边抓鱼。将抓来的鱼收拾好放入冰箱，再把鱼的内脏和头扔回大海。这样大量的身体活动，他们做得怡然自得。

在瑞典文化中，无论男女老少，大家都认为自己的事情自己做是理所当然的。经常可以看到上了年纪的教授亲自冲泡茶或咖啡，在国际学术会议上，年轻弟子和教授一起发表学术演讲的事情很多。当然，包括讲义文稿在内的所有准备都需要自己做。在只有老夫妇的家庭中也是，拎重物和整修设施等所有事情，都是自己做。看着瑞典老人自己提着重的东西，承担全部家务，确实会感到有些可怜。但是，有结果显示，从做饭到打扫卫生等都亲自动手的老人，生活质量高，生活态度积极，得抑郁症的风险小。另外，身体活动会增加大脑血流量。血流增加，脑细胞间的交流会更活跃，发生阿尔茨海默病等退化性疾病的风险也更小。

脑力劳动比体力劳动更光荣？

在韩国，比起体力劳动，人们更看中脑力劳动。小时候，我父母也是如此，比起干些体力活分担家务，他们更希望我读书学习。这种倾向，即使过了大半个世纪也没有改变。2～3岁的孩子就在英语幼儿园度过，入学前还要求孩子提前学习英语或数学。进入学校之后，学习表现和在校成绩是最重要的指标，学习以外的其他活动都不重要。这种社会默认的价值观使得人们轻视体力活动。孩子们因为学习而没有时间运动，长大后，他们依旧会远离体育运动。

随着全世界范围内人们对肥胖和代谢疾病的关注度增加，体育活动的重要性越来越凸显。韩国也需要从小就教育孩子运动的重要性，并将此付诸实践。因为孩子们是学着大人的样子成长起来的，大人在日常生活中需要率先实行，才能引导孩子。孩子流着汗，蹦蹦跳跳，不仅有利于身心健康，也是为未来的健康做准备。所以，为了尽量给孩子提供运动的机会，家庭、学校和社区都需要一起努力。

// 爱运动的孩子才能身心健康 //

最近，韩国因校园暴力而受到伤害甚至自杀的学生正在增加。这些原本应该对生活充满好奇、幸福成长的青少年为什么会做出这样令人痛心的事情？其中缘由不得不让人深刻反思。

根据 2012 年韩国青少年政策研究院的调查，小学生每日平均运动时间是 70 分钟，初中生 50 分钟，高中生 43 分钟。其中，每周进行 3 次以上规律运动的小学生不到 48%。而长时间坐在书桌前的初中生或高中生，进行规律运动的更少。世界卫生组织鼓励 6 ～ 17 岁的儿童和青少年至少一周进行 3 次锻炼肌肉的运动、3 次活动筋骨的运动，至少做 60 分钟以上的有氧运动。韩国学生的平均运动时间比起世界卫生组织倡议的运动时间，明显不足。

对于在母亲肚子里成长了 10 个月来到世上的孩子来说，这世界上的一切都是学习和好奇的对象。即使不刻意去教导，母亲温暖的体温、家人的照顾，也都能帮助孩子理解如何在世上生存发展。随着不断的成长，孩子开始吃断奶食品、自己走路、自己吃饭，然后成长为一个独立完整的人。在这个过程中，激素的作用非常大。

生长激素的分泌从3~4岁开始，在7~8岁的成长加速期极速增加，稍微停顿后，到小学高年级时再次增多，大部分人在中学时期达到最高。女孩大部分会领先于男孩。

进入青春期后，男孩的雄性激素分泌旺盛，脸上长胡子，声音变粗，生殖器官发生变化；女孩胸部发育，开始来月经，身体发生变化。最终他们从需要受人照顾，成长到身心发育健全的成人阶段。

生长激素不仅使骨骼和肌肉生长，能促进身体成长，对精神也有很大影响，有提高独立性，增加决断能力和推进力的作用。这是从父母的围墙中脱离出来，成长为独立个体所必需的。

雄性激素不仅使男性变得成熟，具备成人的身体构造，而且还与生长激素一起促使身体进行更多的活动。旧石器时代的人进入青春期后，打猎的本能达到人生最强盛的时期。他们在山中和田野里奔跑，靠打猎消耗能量。而现在的初中生以及高中生，却只能在一张不大的书桌前折腾。最近，经常听到有学生被大家孤立、有学生自杀这种令人难以想象的不幸消息。这些都是因为孩子们被局限在书桌旁这个狭小的空间，他们需要发散的能量无处发泄，进而导致了不幸。

在学校，如果可以几个人一起进行体育活动，释放能量，那么，有些孩子学习好，有些孩子运动好，还有些孩子很会关心人……这样谁都不会落后，一定会以"被需要"的立场幸福地生活下去。不是吗？班级体育竞赛、学校体育竞赛可以解决男性的征服欲望，而且可以培养他们互帮互助、协同合作的精神。

// 让上班族变得健康的日常运动法 //

我的诊疗室离写字楼很近，年轻职场人士经常会来问诊。在定期体检中查出脂肪肝或高脂血症后前来咨询的患者也很多。这些年轻的职场人士中，特别是男性，仅开始职场生活一两年，体重增加7～8kg的人不在少数。他们说夜班、加班现象很多，晚饭后吃夜宵或频繁的聚餐使自己完全抽不出时间来运动。实际上，2005年韩国国民健康营养调查显示，在三四十岁成人的能量供应源中，第一是大米，第二是烧酒，第三是拉面，排名第四的是猪肉。因此，强烈建议大家远离肥腻的食物，坚持做运动，一周保持有强度的有氧运动150分钟以上，高强度的有氧运动75分钟以上。另外，一周做2次以上的肌肉锻炼。

根据一个就业网站的调查，韩国职场人士一周平均运动次数是

1.6次，完全不运动的人有38%。不做运动的最常见的理由是业务过重，抽不出时间。

　　韩国上班族的平均上下班时间单程是50分钟，即使不加班或没有聚餐，晚上回到家的时间也会超过7点。假如有聚餐的话，晚上10～11点或比这更晚回家也不是稀奇的事情。运动的时间处于绝对不足的状态。

　　现在的生活习惯无法一下子改变。但是，只要稍微做一些努力我们也可以获得相当大的效果。上下班乘坐公共交通工具，多走楼梯少乘电梯，在办公时走得稍微快一点儿。午休时，走出办公室，散步15分钟，晒晒太阳。工作了一两个小时后，把胳膊放在头上拉直，做伸展运动。笔直坐的姿势会使背和腰部肌肉紧张，比起微曲坐的姿势，热量消耗多，对强化肌肉大有裨益。

智能手机不过分依赖不做低头族：

智能设备和大脑的关系

几年前我在国外出差，在酒店餐厅吃早饭时看到这样的场景：两个貌似企业家的中年男子面对面坐着，却各自看着自己手中的黑莓手机（当时最先进）。然而，这种现象现在成了韩国随处可见的风景。一家人坐在饭桌前吃饭时，子女只顾看手机的行为也不再被父母叮唠了。甚至在医院接受治疗的时候，智能手机的短信铃声也不绝于耳。尽管会看下医生的脸色，手却停不下来。现在连刚开始爬的婴儿都开始专注于智能手机，不得不让人感叹它的强大威力。智能手机到底对我们的生活有着怎样的影响？

韩国作为世界 IT 强国，无论到哪里，都可以连上网络，速度快而且方便。2013 年谷歌韩国的调查显示，韩国的智能手机普及率为 73%，其中，63% 的人在外出时一定会携带手机，72% 的人一天至少用智能手机检索网络一次。

智能手机不仅能打电话和发短信，加入 Facebook、Twitter、Kakao talk、Line、Band 等社交网络系统，还可以使用拍照以及以信息检索为主的网络功能，使我们的生活发生了巨大变化。年轻人在无法确定信息时会说："不要吵，问问 Naver。"多亏了连接到智能手机上的相机，我们每个人都成了摄影家，不论去世界哪个地方旅行，都可以使用手机拍照，实时上传。

处于以智能手机为首的智能设备的洪潮中，现代人相比 40 年前，置身于 3 倍以上的信息当中。然而，置身于这么多的信息中，需要大脑处理的事情变多，大脑便会疲惫不堪。如果处理工作的同时，收到朋友发来的手机信息，那就需要同时处理工作和朋友信息两件事，但我们的大脑同时处理多种事情的能力比较弱，处理信息的额叶就很容易疲惫，工作效率降低，失误的可能性增加。

脑细胞疲惫的话，大脑会意识到压力，压力激素皮质醇的分泌会增多，因此免疫力会降低。最近有报告显示，因带状疱疹而就诊的年轻上班族越来越多，这与年轻上班族是使用智能手机最多的群体不无关系。

带状疱疹是和水痘类似的病毒疾病。人一般在少儿期感染带状疱疹病毒，如果身体的免疫力降低，病毒就会开始活动。因为这个病毒会沿着神经引发炎症，所以在带状疱疹早期会产生严重的神经痛，过2～3天后，沿着病毒经过的路径，会发生斑疹和水泡。如果免疫功能正常，在早期使用抗病毒剂的话，一周内斑疹就会消失。但如果免疫功能低或延误了抗病毒剂的使用，斑疹和水泡会持续很久，疼痛也会很严重。另外，发生水泡的地方如果感染细菌，会出现脓包，甚至留下严重的瘢痕。

使用智能手机这类设备会刺激额叶，促进多巴胺的分泌。多巴胺是一种能让人感到心情愉快和幸福的物质。使用智能手机会刺激多巴胺的分泌，经历过一次之后，身体会一直想要再受到刺激。然而，像这样排出多巴胺，会让额叶熟悉短而强烈的刺激，从而失去额叶的正常功能。额叶是脑成长过程中最晚发育完成但最早开始损伤的部位。额叶是主管活跃思考力、战略性集中力、批判思考力、判断力、决策力、解决能力、创新性思维等的器官。一直使用智能手机会使人追求即刻的愉悦，丧失额叶的正常功能。所以，过度长久地使用智能手机，就像是因事故导致大脑损伤一样，会降低人的认知能力，使人丧失记忆能力，无法集中注意力，情感起伏变得严重。

像 Facebook 和 Twitter 这种社交网络系统能够帮助人彼此沟通联系，但同时，长时间使用智能手机的人反而更容易感到孤独、抑郁和焦虑。更严重的是，使用智能手机的姿势还会带来新的病种。低头看手机的姿势是脖子和肩膀肌肉僵硬的主要原因。另外，拿手机时会长时间使用拇指，这样发生腕管综合征、拇指关节痛的概率就变大。长时间坐着埋头看手机，导致运动时间减少，患代谢综合征的可能性也会变大。

在饭店吃饭的时候，经常能看到父母和其他人聊得火热，而小孩却拿着智能手机看动漫或打游戏的场景。根据2012年育儿政策研究所的调查，韩国3～5岁的儿童1周使用智能手机3次以上的人数占40%。额叶功能障碍对头脑发育尚不完全的儿童而言，影响尤为严重。出生时，孩子的大脑还处于没有发育完全的状态，直到5岁才发育到几乎与成人大脑功能相似的状态。然后孩子的大脑会通过说、听、玩等活动以及人际关系和外界刺激，持续发展到青春期。

然而，过度使用智能手机的话，孩子的大脑就无法均衡地发展。对短时间刺激比较敏感的左脑相对更发达，而右脑的发育则产生障碍。右脑发挥着构建社会性关系的功能。这种大脑发育失衡的现象，在低年级时还只是表现为无法构建朋友关系或注意力缺乏的多动症障碍，但随着年级的增高，需要论述能力和理解能力作支撑的学习能力就会减弱。

过度使用智能手机的儿童无法关注周围环境，摔倒或遭遇交通事故的可能性就变高；体育活动相对不足，导致身体发育不成熟，患上肥胖、高脂血症、糖尿病等代谢综合征的风险也更高。

智能设备使大脑功能退化

在韩国，几乎不分年龄层，大家都在日常生活中使用智能设备。作为中年人的我也借助电子软件为患者诊断，网络一直处于连接状态。诊疗时间以外，我也会通过网络读报纸，获取最新的医学论文信息。一直携带着的智能手机，也不仅只是用来打电话或发短信，邮件、Kakao talk 通信工具会一直传来新消息。其实对我来讲，邮件、短信、Kakao talk 信息都没有着急到非要马上查看的程度，但我却习惯性地一直打开手机。另外，虽然有时候在治疗的空隙也要上网查询必要的医疗信息，可大部分时候我只是在随便翻看网页。

电脑或手机之类的设备可以替代大脑去记忆一些信息。但是，我们的大脑不止用来记忆信息，还将信息放在大脑中，长时间存储起来，与之后的信息相互连接。大脑为了执行这样的活动，需要经历接收信息、储存记忆的阶段。必须经历这些过程，在需要的时候，才能将这些长期存储的记忆再次打开，进行重新组合，判断事物或现象，产生有创意的想法。然而，不断涌入大脑的大量杂乱信息会妨碍大脑对信息进行长期性记忆，结果是虽然获得的信息很多，却无法在大脑中长期储存。

韩国的电话普及率在 2008 年已经达到 93.8%，其中智能手机普及率为 67.6%。2007 年某就业网站联合研究机构对 2030 名上班族进行调查，调查主题是"健忘症对工作的影响"。63.1% 的人说经历过记不住电话号码和约会场所的健忘症状。他们中的大部分人都认为，这类情况发生的主要原因是接收信息过载导致的压力和认为没有必要记电话号码或约会场所的观念。由此可见，不需要记忆的大脑在退化。

过分依赖数码设备，导致记忆力和社会性减弱的现象，被称为"数码痴呆"，这是2004年在韩国国立国语院登载的新单词。数码痴呆不仅出现在依赖数码设备的成人中，甚至也出现在处于脑功能发达阶段的儿童中。根据韩国信息振兴院的调查，智能手机中毒者的比例，5~9岁的儿童中有7.9%，10~19岁的青少年中有10.4%，20~49岁的成人中有6.8%。这些有手机中毒症状的人，经常会产生睡眠障碍和慢性疲劳。

睡觉前一直使用智能手机不仅会因为手机屏幕的蓝光难以入睡，手机中传递的各种信息还会唤醒大脑，引发睡眠障碍。另外，即使你睡着了，大脑还是会一直维持觉醒状态，无法进入深度睡眠，无法缓解疲劳，第二天睡醒后，会出现浑身疲惫、困倦、注意力不集中等症状。

智能设备和代谢异常症状

代谢综合征是指出现高血压、糖尿病、高脂血症、肥胖中的3种或3种以上的复合症状的疾病。代谢综合征患者比普通人发生心血管疾病的风险高2倍以上，发生糖尿病的风险高4～6倍，发生乳腺癌、大肠癌等癌症的风险也更高。

2012 年韩国保健福利部的国民营养实态调查显示，30 岁以上的成人中有 28.8% 患有代谢综合征；男性代谢综合征发病率为 31.9%；女性代谢综合征发病率为 25.6%。如果把办公室工作人员的代谢综合征发病率设定为 1，服务和销售从业人员为 0.84，农林渔业从业人员为 0.57，单纯劳务人员为 0.55，即办公室工作人员患代谢综合征的风险最高。这与釜山产业中心从 2010 年下半年起至 2013 年上半年，以釜山和庆南区域的劳动者为调查对象的研究结果一致。在年龄范围相似的劳动者中，办公室工作人员比生产人员的代谢综合征发病率大约高 5%，肥胖发病率大约高 10%，这主要是由从事电脑工作的办公室人员运动不足导致的。

韩国青少年中患代谢综合征的人数也在急剧增加。原因是以高脂肪、高能量为代表的西方饮食习惯，以及过量的学业生活和智能手机的过度使用，导致身体活动量减少。青少年的这种生活习惯对健康造成的影响也可以从研究结果中得到确认。

近 10 年来，韩国青少年的代谢综合征发病率增加了近 2 倍。盆唐首尔大学医院内分泌科林淑教授的研究组和美国田纳西大学医学系古奥里教授研究组使用各国国民健康营养调查资料来比较韩国和美国 12 ~ 19 岁青少年的代谢综合征发病率。分析结果显示，韩国青少年在 1998 年的发病率为 4%，到 2007 年增加到 7.8%，几乎是之前的 2 倍左右。而美国青少年代谢综合征的发病率在 1988 ~ 1994 年为 7.3%，2003 ~ 2006 年降低到 6.5%。这意味着在韩国的青少年中，代谢综合征以每年

0.4％的速度增加，约 22 000 名青少年相继患上了代谢综合征。

按照韩国代谢综合征诊断标准，血液内甘油三酯浓度高、有高脂血症的青少年，2007 年为 31.2％，和 1998 年的 25％ 相比，数值在增加。腹部肥胖的人数和 1998 年相比，也从 9.5％ 增加到 12.4％。像这样有代谢综合征的青少年长大成人后，发生心血管疾病的风险也更高。

智能手机和关节疾病

腕管综合征、拇指综合征、乌龟脖综合征，这些从前根本没有听说过的疾病，都是因为死盯着智能手机，仅保持手指长时间运动而产生的症状。

腕管综合征和拇指综合征，是因为两手紧紧抓着小型的智能手机，经常使用两手的拇指而造成的疾病，表现为手腕关节和拇指关节产生炎症、肿胀和酸痛的症状。

乌龟脖综合征是指头向前伸，迫使肩膀和胳膊过度用力的姿势。支撑头部的颈椎在正常情况下是稍微往后弯曲的，以分散头部的重量。乌龟脖使这种正常的颈椎相位变成一字型，以至于看上去头在向前伸。每次头往前伸出1cm，颈部的骨骼就会多承受2～3kg的重量。有乌龟脖综合征的人，颈部最多会承受15kg的重量，颈部后方和肩膀当然会感到疼痛。这种颈部肌肉紧张的状态一直持续的话，很多时候即使矫正了姿势，肌肉仍会继续疼痛。这时，颈椎中神经的通路变窄，产生炎症，后脑勺下方的神经被迫挤压到头骨和颈椎骨之间。另外，颈部长期劳损导致颈椎脊髓和神经受压，致使肩膀、胳膊、背部、手指连带出现酸痛症状。

　　腕管综合征、拇指综合征、乌龟脖综合征这些症状全部都是因为从前不太使用的关节和肌肉在电脑、手机出现之后被过度使用。但是在这个手机、电脑占据日常生活绝大部分时间的时代，不使用智能手机也是不可能的。应对这种问题的最好方法是仅在必要时使用智能手机，而且在使用时，每小时做一次伸展运动，通过拉伸让肌肉和关节得以休息。

　　虽然智能手机的发明使日常生活变得更加方便，可如果过分依赖它，反而会给身体带来严重的伤害，特别会给青少年的大脑、智力以及身体发育带来严重的伤害。让我们的青少年暂时远离智能设备，享受读书和思考的乐趣，感受体育运动的快乐吧。

IT 强国瑞典的聪明政策

　　瑞典也是智能设备行业十分发达的国家。根据 2013 年 3 月的统计，在瑞典使用手机的人中，有 79% 的人使用智能手机，这些人几乎每天都要使用网络。另外，有 90% 以上的瑞典家庭可以使用网络，16 ~ 74 岁的国民中有 93% 的人在使用网络。五六年前，瑞典政府还给全国人民发放了邮箱地址。

在网络如此发达的瑞典，电脑游戏产业也发展得相当成熟，与韩国的游戏产业不分伯仲。在瑞典的技术和背景下包装好的网络游戏，是继20世纪80年代风靡一时的瑞典流行乐队阿巴（ABBA）之后，最为出名的瑞典文化输出品了。瑞典通过出口电脑游戏而获得的经济效益，甚至是瑞典电影导演英格玛·伯格曼（Ingmar Bergman）或奥古斯特·斯特林堡（August Strindberg）的业绩也无法企及的。

在瑞典，电脑游戏是从大学教育过程中诞生出来的，现在也在靠大学研究所和企业一起协力发展。瑞典政府将其视为新的产业，并给予大力支持。最近，瑞典学校还将电脑游戏纳入正式科目，把这作为提高学生创造力的一种途径。当然，这种开放式的政策也受到了很多的批判和非议，人们对游戏上瘾也感到担忧。

我们要以自己的方式对瑞典 IT 政策积极的方面进行过滤和吸收。瑞典社会这种对电脑游戏悠然自得的态度和重视野外活动并付诸实践的生活方式，是减少智能手机消极影响的最好方法。

从拖垮身体的睡眠不足中脱身

在韩国，24小时营业的地方真的很多。不仅有网吧这种特殊的营业场所，还有咖啡店、美容院，甚至还有提供24小时配送服务的餐饮店。各种行业的店铺一整天都在营业。也就是说，这是很多人晚上不睡觉的证据。根据2013年韩国国民健康保险公团的统计，韩国国民中因睡眠障碍接受治疗的人5年间增加了12％。睡眠障碍是健康的红灯，作为疲劳的主犯，一定要找到原因并进行治疗。

医学上定义的睡眠，是指进入深度睡眠，感知不到周围的变化，即使被刺激，也没有反应的状态。睡眠可分为快速眼动睡眠（REM Sleep）和非快速眼动睡眠(NREM Sleep)。非快速眼动睡眠分为刚睡着的初期、意识仍旧清醒的中期和被人背走也没有反应的深度睡眠

3 种状态。在非快速眼动睡眠的初期可以认知周围的变化，肌肉会对周围变化立即作出反应，不会放松紧张状态，过了一会儿全身的肌肉逐渐缓和，进入难以醒来的深度睡眠状态。快速眼动睡眠是指眼球动作快速进行的睡眠状态。从这种睡眠中醒来的反应虽慢，脑活动却与醒时类似。快速眼动睡眠在神经传达物质乙酰胆碱增多时开始，依赖血清素得到抑制。睡眠期间，非快速眼动睡眠和快速眼动睡眠不断交替。在非快速眼动睡眠的三个阶段中，深度睡眠时间最长。在即将睡醒之前，快速眼动睡眠最多。

我们身体的生理现象大部分依赖生物钟调节，睡眠也一样。阳光多的话，褪黑素分泌就会减少，我们的身体就会醒来。相反，太阳落山，天色变黑的话，褪黑素分泌增多，人就会想睡觉。尽管个体有差异，但是为了维持身体健康，睡眠时间一般应在 6 ～ 7 小时。

如果睡眠不足，大脑额叶功能下降，就会发生认知功能障碍、性格障碍。睡眠时间严重不足的人，肥胖、高血压、糖尿病发生的风险，因心血管疾病死亡的风险，以及患上癌症的风险要比睡眠充足的人高 2 倍以上。虽然个人习惯会影响睡眠的时间，但遗传的影响也很大。有特定遗传因子的人，睡眠时间只有 2 小时左右。

"人为什么要睡觉？"答案很简单，"因为困"。睡眠是人体保护自己，进行细胞再生的时间。对于不睡觉的后果，人们也进行了分析，结果显示，无法入睡会导致免疫功能发生障碍，患感染性疾病的风险增加；以生长激素为主的激素分泌也会发生失衡；大脑额叶退化，记忆力、认知能力全部减退。特别是成长阶段的孩子，如果无法入睡的话，大脑发育会延迟，导致智力低，成长慢。

无论是谁，大家应该都经历过一两次失眠的痛苦。睡眠不充足时，身体和精神都会发生各种问题。如果晚上没有熟睡，白天就会疲劳，身体的活动能力会降低，感到无力，若这种状态持续下去，可能发展为慢性失眠。另外，即使睡眠时间充足，若无法进入深度睡眠、睡眠质量低的话，注意力和认知能力也会降低，学习或处理事情的能力也会下降，会产生头晕、头痛等身体症状。为了维持身心健康，一定要保证充足的睡眠。瑞典学者将英国儿科期刊上发表的同一个人充分睡足8小时的脸部照片和31小时没有睡觉时的脸部照片进行对比，指出充足的睡眠使人看起来更健康，更有魅力。

韩国24小时营业的场所多，很多人容易因睡眠不足产生健康问题。太阳落山后，褪黑素的浓度开始上升，在晚上10点到凌晨2点这段褪黑素浓度高的时间睡觉，对维持生物钟有利。

如果晚上必须工作，白天应维持一定的睡眠时间。起床后晒晒太阳，散步30分钟，维持健康的生物钟。午饭后，愉快的小憩可以放松身体，恢复体力。这时，大约15分钟的深度睡眠比较适宜。若深度睡眠达到30分钟以上，容易导致夜间无法入睡，扰乱生物钟，反而不好。

睡眠不足和免疫功能

38 岁的金雄素先生一开始感到头痛，随后从左侧额头到眼皮处出现小斑疹，区域不断扩大，经确诊是带状疱疹。在东大门市场开服装店的金雄素先生，营业时间为晚上 12 点到白天 12 点，然后回家睡觉，这种生活已经持续了 6 年。金先生说，最近半年，因为生产服装的厂家出现一些问题，白天他也要经常加班，每天只能睡 3～4 小时，而且无法进入深度睡眠，频繁醒来。带状疱疹是疱疹病毒沿着神经引发炎症的疾病，主要发生在免疫功能脆弱的时期。睡眠不足是降低我们身体免疫能力的主要原因之一。

睡眠不足易使人产生烦躁情绪，做事难以集中注意力，只想着赶紧补觉。这种经历几乎每个人都曾有过。如果经常性睡眠不足，就会感冒或出现嘴角起泡的情况。大部分成年人嘴角起泡的现象都是由疱疹病毒引起的。而感冒的原因大多是周边空气中存在病毒。所以当身体免疫力降低时，就容易生疱疹或者感冒。

我们身体的免疫体系由血细胞中的白细胞负责。根据功能的不同，白细胞可分为 B 淋巴细胞、T 淋巴细胞、自然杀伤细胞等，各细胞分泌不同的细胞因子，增强人的免疫功能。有睡眠障碍的人，即使没有出现感染症状，B 淋巴细胞和辅助性 T 细胞的数量也会增加。辅助性 T 细胞数量增加的话，各种细胞因子的分泌也会增加。如果免疫功能像这样一直处于高度防御状态的话，当细菌或病毒真的入侵时，就无法彻底发挥功效，从而引起感冒、带状疱疹等各种感染性疾病。

另外，免疫功能不仅用来消除外部入侵的细菌或病毒，而且还用来应对我们体内发生异常的细胞。免疫功能如果长期处于高度防御状态，它就无法很好地处理突然变异的细胞，导致突然变异的细胞数量逐渐增加，发生癌症的可能性也会增加。

睡眠不足和激素代谢功能

身体的生理活动大多依赖生物钟调节。睡觉时，生物钟就会意识到进入夜晚，就让白天受到各种刺激的细胞进行休息，治愈受损的细胞。出国时因时差导致的失眠症，可以使用褪黑素治疗。褪黑素是一种让大脑休息、诱导睡眠的激素，它在黑暗时分泌，有光时减少。当阳光通过我们的眼睛进入体内时，大脑意识到进入白天，褪黑素的分泌会减少，细胞活动开始活跃。

大家熟知的压力激素——肾上腺皮质激素，是存在睡眠障碍时，对人体影响最大的激素。肾上腺皮质激素在早上分泌最多，下午开始减少，睡前降到最低的浓度。如果连续一周没睡好，那么肾上腺皮质激素在下午就无法减少，到晚上依然维持很高的浓度。因为肾上腺皮质激素会妨碍调节血糖的胰岛素的功能，即使有胰岛素，也可能会发生无法调节血糖的胰岛素抵抗。而胰岛素抵抗是发生肥胖和代谢综合征的原因。再加上睡眠不足，抑制食欲的激素分泌逐渐减少，促进食欲的激素分泌增加，更提升了发生肥胖的概率。

生长激素的分泌与睡眠也有着密切联系。生长激素在人进入深度睡眠 1～2 小时后，分泌最多。所以，如果有睡眠障碍，生长激素就会减少，儿童会出现发育障碍，成年人会出现生长激素不足症，并伴随肌肉量减少、抑郁症、体脂肪增加等多种症状。

睡眠不足与心血管疾病

2011 年，英国华威大学的医生们以瑞典、英国、日本等 8 个国家的 47 万人为对象，进行了 15 项研究分析，并在《欧洲心脏日报》上发表了睡眠不足和死亡相关的研究结果。这个研究结果显示，与睡眠时间充足或睡眠质量高的人相比，一天睡眠不足 6 小时或睡眠混乱的人因心脏病死亡的概率高出 48%，发生脑卒中而死亡的概率高出 15%。

睡眠不足的话，交感神经会受到刺激。交感神经具有收缩血管、加快心跳的功能，会使血压升高。另外，睡眠时间少的话，血液内致炎因子会增加，这意味着我们身体的炎症反应会增加。炎症反应是为了消除从外部侵入的细菌或病毒而产生的免疫反应。然而，如果完全没有细菌或病毒的入侵，但身体持续有炎症反应的话，就要留心是否得了心血管疾病。动脉硬化也是血管受到损伤的部分产生了炎症，白细胞等免疫细胞增加，炎症反应增加。因此，持续出现炎症反应的人，患心血管疾病的风险就高。有慢性炎症反应的人发生冠状动脉性心脏病、脑血栓、痴呆和末梢动脉闭塞症等血管疾病的风险，比没有炎症反应的人要高50%以上。综上所述，睡眠不足会直接或间接地增加发生心血管疾病的风险。

缓
解
身
体
里
的
压
力

我体内的怪物：压力

压力是危害健康的罪魁祸首。那压力究竟是什么呢？从上班路上堵车、人际关系矛盾等外部因素，到睡眠不足、疲劳过度等身体因素，产生压力的原因是多种多样的。即使是结婚或升职这样的喜事，也会引起压力。压力是日常生活中经常遇到的问题。

我们的身体对压力的反应也是多种多样的。压力是我们的身体感受到危险，为了解决危险而产生的反应。暂时性的压力会出现失眠、头痛、消化不良等症状。压力时间延长的话，会诱发过敏性大肠炎、胃炎、胃溃疡、抑郁症、高血压等慢性疾病，长期持续的话，会引发糖尿病、高脂血症、心血管疾病，甚至各种癌症。

　　身体对压力的反应与动物生气时一个劲儿地咆哮很类似。为了应对争吵，肌肉会收缩，能量会大量释放，心脏功率会增加，心跳会加快，血压会升高。另外，为了产生大量的能量，血液内的糖分和脂肪就会增加，此时糖尿病患者的血糖随之增加，容易产生高脂血症。而消化功能或免疫功能这类身体行动时不需要马上用到的功能就会弱化。这一系列反应被称为"压力反应"（stress response），即"应激反应"。

　　应激反应主要是肾上腺素和皮质醇这两大代表性的压力激素诱发的。这种应激反应如果只是暂时的，对健康不会造成大问题，但如果发展成为慢性病，全身都会发生严重的问题。如果持续产生慢性压力，皮质醇和肾上腺素会增加压力，收缩血管，使血糖和胆固醇升高，血液变得浑浊。与此同时，如果细胞长期处于压力中，称作活性氧的废弃物会逐渐增加。活性氧是细胞利用营养成分和氧气进行代谢作用后，正常产生的废弃物。活性氧是使我们身体老化的代表性物质，也是持续刺激细胞，引起慢性炎症的原因。对于有心血管疾病的人而言，活性氧会恶化损伤的心血管壁，汇集炎症细胞，也是促使血栓生成的主要原因。

　　根据2013年6月欧洲心脏学会杂志上刊登的由英国牛津大学研究小组公布的研究报告，压力大的人患冠状动脉疾病的风险比压力小的人至少高出1.5倍。反之，悠然自得地应对压力可以减少冠状动脉疾病。

　　有压力时人会感到不适，肝火旺，忧郁，思考能力降低，无法关心周围情况，和家人、他人的关系恶化，继而使压力更严重。这种情况是非常常见的。此外，作为一种压力激素，皮质醇会使负责大脑记忆的细胞受到损伤，所以长时间处于压力状态下会使人产生记忆障碍。

压力特别容易导致大脑额叶功能出现障碍。额叶具有调节情绪、认识现象和事物，并做出反应的功能。如果额叶功能发生异常，智力会降低，情绪调节会出现障碍，人就无法控制自己的情绪。这种状况持续下去的话，也会减弱认知能力，使人际关系变差，在社会生活中掉队的可能性很大。另外，痴呆的风险也会变高。压力大的话，会发生睡眠障碍。如前所述，睡眠不足会转变成压力，压力又会形成睡眠障碍，导致恶性循环。简单的运动、冥想、单曲循环的轻音乐，是放松压力、诱导睡眠的好方法。然而，过度运动或睡前运动会唤醒脑细胞，使大脑清醒，反而不利于睡眠。

大脑如果感受到压力，最先从下丘脑开始刺激神经和副上腺，分泌肾上腺素和皮质醇，准备战胜压力。另外，压力持续下去的话，会使调节甲状腺激素、生长激素、雄性激素和雌性激素等各种激素分泌的脑垂体功能受到抑制。压力严重的话，女性会月经失调，男性会出现阳痿症状。若生长激素减少，成人肌肉量会减少，腹部脂肪增加，容易疲劳，注意力和耐力下降，小孩子则出现生长障碍。

压力是非常主观的东西。上班路上交通堵塞，对某些人而言是无法忍受的事情，但对另一些人而言，只不过是琐碎的日常生活而已。压力对健康造成的影响因个体感受程度的不同而不同。所以，以轻松的心态应对压力是维系健康的重要方法。

我们在日常生活中遇到的压力种类繁多。只要能准确把握困扰自己的压力的真实面貌，就可以高效地缓解压力。把你认为是压力的问题进行区分：是实际上正苦苦折磨着你的问题，还是只是破坏你好心情的问题；是自己可以解决的问题，还是需要别人的帮助才能解决的问题；是尚未发生的、只是被你想象成压力的问题，还是已经对你造成压力的问题……诸如此类，这样按照顺序一一解答的话，大部分压力都是可以调解的。

曾有研究者让容易忧虑的人写下心中苦恼的事情，然后对他们进行为期2周的观察。观察结果发现，他们记下来的85%的苦恼，与内心的担忧相反，都出现了积极的结果。另外，研究对象中79%的人，在发生了他所担心的事情时，都能不费力地轻松解决。把认为是压力的问题整理好，将注意力集中在真正重要的问题上是解决压力的最好方法。

// 运动选手的压力更危险 //

棒球界的传奇——张孝祚和崔东源都在五十多岁时去世，让粉丝们非常伤心。自从他们的讣告发出后，新闻媒体大肆讨论运动选手的健康问题，让人们对被称为健康代名词的职业运动选手的认识有了一个实质性的转变。

对于身体活动非常少的现代人而言，运动是维持健康的必要手段，也是燃烧热量、维持脑功能和激素均衡所必需的。另外，运动期间，人们会忘记日常生活中的各种压力，只关注自己的身体，从而放松身心。

然而，运动选手不像普通人因兴趣或健康而运动，他们是在其他层面上进行运动。他们不是为了放松身体，而是为了挑战人类极限而进行剧烈运动。挑战极限的剧烈运动会诱发特定部位的过度疲劳。棒球选手的肩膀受伤，足球选手的膝盖和脊椎受伤就是极为常见的例子。这与机器频繁使用后，主要部件出现磨损的现象类似。如果不让机器休息而是持续使用的话，不仅主要部位会磨损，发动机还可能因为过热而使整个机器停止运转。人的身体也是如此，如果消耗过度，就会产生和机器类似的现象。

运动选手体育锻炼多，食量也大。特别是为了保持精力或耐力，会摄取以肉为主的高蛋白、高脂肪的补养食物。高蛋白、高脂肪食物在消化分解的过程中会留下很多废弃物。因为运动选手的心肺功能也比较出众，体内多余的氧气和废弃物结合形成的活性氧的量会逐渐增多。体内形成的活性氧会刺激细胞，不仅会引起心血管疾病和免疫系统疾病，长期放任不管的话，还会使细胞遗传因子变异，诱发癌症。

除了身体上的压力，运动选手经历的精神压力也超出了常人的想象。职业运动选手在每次比赛中都经历着成功和失败。像应聘考试、职称考试、高考这种很久才经历一次的压力已经够让人痛苦了，而运动选手们却几乎每天、每场比赛都站在成功和失败的分水岭，时刻处于压力之下。据说教练们的压力比选手还要高好几倍，那种痛苦是我们常人无法想象的。为了让身体发挥最大功能，压力会促使血压和血糖上升，肌肉硬化，使头脑时刻保持清醒状态。而且，为了让身体在类似情况下再次发挥最大功能，压力还会促使脂肪在体内堆积。像这样长期置身于压力之下的话，高血压、高脂血症、糖尿病等疾病发生的风险就会增加，产生消化不良、胃溃疡、激素不平衡等各种问题。

为了补充因运动消耗的体力，运动员需要吃高脂肪、高蛋白质的食物，得糖尿病等代谢异常疾病的风险会增加。运动选手在现役时期，即使暴饮暴食，也会充分燃烧摄取的热量，危害性小。但在退役后，如果维持同样的饮食习惯，会很容易患上肥胖和代谢异常疾病。如果用吸烟、酗酒来释放每次比赛时面对的压力的话，患代谢综合征和心血管疾病的风险会增加，长期持续的话，得癌症的概率会变高。研究发现，脂肪摄入过多时，会刺激大肠内壁细胞，影响肠道的正常功能，引起消化系统疾病。而酒精是使细胞遗传因子发生变异的直接原因，运动如果暴食和酗酒的话，可谓是火上浇油。张孝祚患的是胃癌和肝癌，崔东源患的是大肠癌和肝癌，这两个人都是因为消化系统癌症离世的，这好像并不是偶然。两人癌症的始发点是胃和大肠，肝是这两种癌症转移的第一个器官。

听说在国外，专业心理顾问直接管理选手的心理状态。合理的个人训练，再加上选手健康的心理状态，是维持健康的好方法。但是，在韩国完善这种制度还需要相当长的时间。所以，劝告大家平时要养成健康的饮食习惯，享受闲暇时间，在为了训练或比赛而运动时，一定要劳逸结合。

// 一家之主的夺命压力 //

罗基贞在一家发展得很好的外企担任重要职位。他在几个月前，左胸感到令人难以忍受的疼痛，去了医院。医生说他 3 个心脏冠状动脉中有 2 个阻塞，于是进行了支架手术。做完支架手术后，他重返职场，生活上没有任何问题。然而，大约 2 个月后，他突然倒在办公室，送往急诊室后医治无效，就这样离世了。他是家里的长孙，曾是父母的希望，和妻子一起生活了 26 年，是家里坚实的顶梁柱，也是两个十多岁孩子的父亲，他却连一句话都没来得及和家人说，匆匆离世。罗基贞工作日程繁忙，和家人一起度过的时间非常少，但他一次也没有表露过自己的压力。罗基贞的夫人为自己没有了解到丈夫的压力而追悔莫及。

我在外企担任医学顾问的时间超过 6 年，经常去美国、亚洲、欧洲等地出差，非常了解在外企工作的艰辛。在外企工作的人不管英语水平如何，都需要了解各种不同的英语语言风格。频繁的出差，各国习俗和文化的巨大差异，再加上职位越高，业绩压力越大，这些人承受着超负荷的压力，他们甚至感受不到身体上的不适。我在外企工作的 3 年间，有过轻微的心律不齐，辞职之后，心律不齐的症状才逐渐消失。

我推测罗基贞心肌梗死的原因如下。第一，过度的工作压力。过度的压力相当于人体内爆发了战争。压力激素使血管收缩，血压、血糖和胆固醇升高，使血液变得浑浊。长期处于压力下，血管变窄，浑浊的血液成为阻塞血管的原因。第二，频繁的海外出差。出国容易导致时差问题。若去附近的亚洲国家，尽管没有多少时差，但晚上乘坐飞机出发，凌晨才到达的情况也不少，这就会导致睡眠障碍。如果去美洲或欧洲，时差极大，经常昼夜颠倒，而大部分人出差时不会考虑时差，依然按照行程进行工作，导致持续疲劳。根据国外的研究，忽略时差而工作的人，身体会产生很多导致老化和动脉硬化的活性氧，这一点需要注意。第三，忍耐的习惯。冠状动脉疾病的症状是，在一开始，胸口有轻微的疼痛，接下来，左胸有沉重的疼痛，直到左胳膊产生发麻的症状。严重的话，会发生极度的胸口疼痛，甚至导致休克。平时对健康过度自信或者把忍耐当作美德的人，即使感觉到身体发出的信号，还是会想"这程度能忍受"，便一直硬撑着。请记住，健康是一切幸福的前提。

用瑞典风格来缓解压力

人类的生活方式有很多相似之处：夫妻间相爱又相争，父母担忧子女，人在职场中受到压力。瑞典人和韩国人的基本生活面貌看起来相似，实际却相差很大。瑞典人很能忍让，即使有矛盾，也会避免直接的冲突。在机场或银行，即使排很长的队，人们的内心也不会愤愤不平，大部分人会和旁边的人边聊天边等。插队是一件让他们无法容忍的事情。瑞典的规定是根据绝大多数人的意见制定的，一旦颁布，在没有特殊理由的情况下，必须遵守。在瑞典，夫妻之间，父母和子女之间，学生和老师之间，职场上司和下属之间，有着非常浓郁的尊重个体、重视平等的氛围。

瑞典人对于学习的态度也与韩国人大不相同。瑞典人不把接受高等教育当作提高身份的手段，这可能是因为仅靠体力劳动工作的人生活也能得到保障的缘故。所以在瑞典，认为一定要接受高等教育的人很少。根据瑞典政府的统计，残疾人中获得高中以上教育的人比非残疾人多。这可以解释为，很多没有残疾的人选择了接受高等教育之外的其他发展方向。我有个熟人，她是一位瑞典的教授，她的女儿在高中毕业后，没有选择读大学，而是开始在一家医疗公司做销售员。他们觉得，先积累一些社会经验，在需要时再接受大学教育也不错。倘若我的孩子不打算上大学，想去做一份底层的工作，我觉得自己一定会和孩子产生很多矛盾。也许，韩国的很多父母都会这样。

对于孩子的升学，瑞典父母之所以有这种闲适的态度，是因为他们认为这是孩子的决定，父母尽管可以提意见，但却不可以强求孩子。当然，这也是出于对瑞典社会的信任。因为即使现在错过了升学期，但只要想要的话，无论什么时候他们都可以获得重新入学读书的机会。

　　而我们在很多情况下都受到伴侣、父母、子女、朋友和职场同事的影响，同时我们也影响着他们。从好的方面说，我们是相互关心、相互支持，但从反面说，就是过于干涉甚至侵犯了别人的私生活。这样不关注个体差异、一味注入自己意见的话，就会带来矛盾。被干涉的一方，因为私生活被侵犯而生气；进行干涉的一方，因对方不接受自己的好意而恼火。

　　不久前，我在一份报纸上看过题为《暴躁的韩国人，失去自制力的韩国》的新闻。报道称，韩国国民经常因为琐碎小事发火，有时会导致犯罪或更大的不幸。韩国人很容易在认为自己被漠视时爆发怒火。这种怒气会让人在瞬间丧失判断力，导致无法预料的矛盾。可事实上，矛盾的最大受害者，是发火人自己。被忽视或受到不合理待遇的想法会转化为压力，提高血压和血糖，导致脉搏变快，消化变差，大肠运动发生障碍，免疫功能降低。另外，矛盾发生得越频繁，建立和谐的人际关系就越困难，在社会生活中掉队的可能性就越大。

　　为了预防这种矛盾，我们需要从孩子很小的时候起，就对他们进行正确的家庭教育。这种教育是指，认同我和他人的差异，在珍爱自己的同时也懂得珍视他人，在尊重本人想法的同时，也懂得尊重他人的意见。在瑞典生活时，我经常思考父母是什么，我是怎样的父母，时刻做自我反省。瑞典父母在孩子问什么或说什么的时候，不会感到厌烦，静静地全部听完后，再提出自己的意见。看着他们的态度，我们就会明白"以忙为借口，不能专心倾听孩子的内心，甚至以命令的口气对孩子说话"的行为错得离谱。如果父母倾听孩子讲话，孩子也会学着父母的样子，倾听他人讲话。仅仅是懂得倾听就能为你减少许多矛盾，减少无数的压力。

积极的态度，孵化健康的心灵

所有的教育，都从家庭的饭桌上开始。韩国人从小就被教育道："吃饭时不可以吵闹，长辈说话时不可以顶嘴。"因此我们对于对话技巧很生疏。不仅在家庭教育中，即使在学校，我们也是更注重读、写、背、诵这种灌输式的教育，而不强调讨论的重要性。年轻一代虽然有所改观，但还是在自由表达自己的看法时表现得很生硬，年长的人也不善于听取年轻人的意见。我们之所以成为"暴躁的韩国人"，是因为感觉受到了不合理的待遇。而之所以有这种感觉，是因为我们从心底里认为对话沟通没什么用，只有通过强硬的态度，才能获得应有的待遇。但果真如此吗？

我认识一位企业家，他和员工们一起工作时从不发火。员工明明出了岔子，可他从不发脾气，而是细细地给他说明，让其重做。有一次，我问他不发火的秘诀。他说，不是因为不生气而不发火，而是明白了发火后效率会降低的道理后，开始忍耐，结果，公司的氛围也逐渐变好，做事效率也提高了。这样一来，现在几乎就不发火了。这真是非常正确的做法。发火会惹祸。如果连一些很琐碎的小事也要发火的话，那以后你会控制不住自己的火气，可能做出完全意想不到的事情。韩国有句俗语叫"心有三个忍字，杀人亦可避免"。忍住怒火，能减少矛盾；矛盾减少了，压力就变小了；只有压力变小了，我们才能健康。

压力的消除法

为了缓解压力，先要知道压力是什么。夫妻关系、亲子关系、人际关系、金钱问题等，产生压力的原因有很多。然而，我们需要把握的是，在那么多的压力中，真正存在的问题是什么。在我们的忧虑中，有三分之二不是真正的压力，而是提前担心还没有发生的事情。"明天就要考试，但考试的内容还没有复习完"，这是现有的担心，但"明天考试成绩掉下来怎么办"，是还未发生的也有可能不发生的事情，我们却在提前担忧。这时，我们需要放下成绩下滑的忧虑，埋头于考试准备即可。花样滑冰女王金妍儿因"专注于当下"的心理控制而闻名。像金妍儿那样，只专注于今日，明日事就待明天来临时再考虑吧，这是减压的一种方法。

无论是谁，都或多或少有过想说的话说不出口的狼狈经历，这时有一个耐心的倾听者很重要。认真听别人的话，就可以获得对方的好感。

理解对方，与对方产生共鸣，对话就会顺畅。我身边有一位熟人，做了将近40年的保险推销工作。尽管现在保险公司的员工都接受了许多专门的培训，但在从前，大部分人都只是凭借人脉，进行小规模的营销活动。尽管这位朋友的保险知识并不丰富，但业绩却是该地区最好的。他的武器只有一个，即"倾听的力量"。懂得倾听客户，哪怕客户一两个小时滔滔不绝，他也绝不会烦躁。与客户变成独一无二的朋友，销售就自然而然做成了。我为对方竖起耳朵，对方就对我敞开心扉，压力自然也就小了。

在充斥着智能手机和社交平台的今天，我们很少有机会回头看看自己。我们被困在家庭和职场的围墙中，把自己交给各种状况和流逝的时间，被各种事情牵着走。如果能有机会独自去旅行，那份旅游的闲适也能安抚我们的心灵。但连这个小小的愿望也常常变成一种奢望。在这种时候，请大家关掉手机和电脑，哪怕仅是一小会儿，也为自己争取一点儿只属于自己的私人时间。仔细想一想自己真正喜欢的事情，整理一下思绪。你可以尝试冥想，静静地看看自己的内心。冥想是放松精神和肉体，减少压力的好办法。但是，再好的方法，如果不去实践，也没有任何用处。在没有手机和电脑的空间里，静静地坐着，整理一下思绪，这是所有人都能够做到的事情。这也是冥想的第一步。

消除活性氧，改善血液循环

　　一切的疲劳都源于压力和活性氧。正如每个人都有不同的压力，体内产生的活性氧也是多种多样的。活性氧早期在血液中漂浮，刺激细胞，使人感到疲惫。年龄不同，身体对压力和活性氧的反应也不同。20～30岁，可以称为活性氧在血液内漂浮的时期。在血液中漂浮的活性氧，刺激细胞，使末梢血管收缩，血液循环开始变差。这时，主要发生疲劳、过敏、头痛等症状。30～40岁时，活性氧与人体内的蛋白质或脂肪结合，形成小块，使血液变浑浊，而这些块状体附着在血管壁上，形成血栓，然后导致高血压、高脂血症、糖尿病等疾病，同时也是各种并发症的萌芽期。50岁以后，血管中产生血栓，在产生血栓的部位，又会产生更多的活性氧。这时，要治疗的不仅是单纯的疲劳，还有已经产生的疾病。在疲劳无法得到改善时，你也可以通过食疗、改善生活习惯、服用药物等多种方法进行治疗。

清扫血管的螯合疗法

螯合疗法，是指将螯合剂（EDTA）、矿物质以及维生素以静脉注射的方式输入人体。"螯合"或"螯合化"原本是有机化学中的用语，是指将某种物质结合在金属中，抑制金属化学活动的现象。在医药学上，螯合是指使用药物将体内累积的重金属排出体外的方法。

在用螯合疗法治疗时，需要往患者的静脉中注射 700 ～ 3000mg 的 EDTA，其中 EDTA 的用量根据患者的体重和身体状况决定。治疗需要的时间在 1.5 ～ 3 小时，根据患者的状况，每周注射 1 ～ 5 次。为了获得最佳治疗效果，建议治疗 30 次以上。

螯合疗法对直径大的血管和毛细血管都有很好的改善效果，甚至可能给无法进行手术的部位带来裨益。螯合疗法是 20 世纪 50 年代美国为了治疗钠中毒而发明的。1956 年开始用于治疗心绞痛患者的钙沉淀问题，此后开始应用在各种心血管疾病的治疗上。

心血管疾病是动脉硬化症的结果。动脉硬化症是血管的内壁上积累了像胆固醇一样的废弃物，随着时间沉淀下来，破坏血管内壁细胞，形成血栓。在形成血栓的过程中，钙和镁一类的矿物质开始累积，是动脉硬化症恶化的重要原因。

意大利的一个研究显示，在缺血性心脏病、心脏瓣膜病、心肌病等患者的心脏肌肉细胞中，堆积的钴含量比正常人高6倍，铬含量高6倍，铁含量高4倍，锌含量高2.8倍。在这种情况下，有血栓的部位还会有钙堆积。特别是心脏的冠状动脉上堆积的钙，可以通过电脑断层影像进行确认，通过测量钙的量，可以诊断是否患有冠状动脉疾病。堆积的钙含量越高，冠状动脉疾病就越严重。

阿尔茨海默病患者的脑细胞中堆积着淀粉样蛋白，在有淀粉样蛋白堆积的部位，还堆积着铜、锌等物质。如果像这样在身体组织中积累了重金属的话，细胞功能会受阻，活性氧会增加，导致炎症。这种活性氧和炎症反应是加快心脏疾病、动脉硬化症以及阿尔茨海默病恶化的原因。另外，动脉硬化部位的活性氧增加会再次破坏细胞，促进血栓的形成。

EDTA与血液中积累的钙、镁、钠、镉、锌、铁、铝以及铜等有害物质结合，通过小便的方式排出体外。另外，它也可以与反应性强的活性氧结合，以小便形式排出。

因为EDTA无法渗入细胞内，因此除去的是细胞外的重金属和活性氧；向患者体内注射EDTA后，血液中钙的浓度会降低。另外，如果作为细胞外液主要成分的血钙浓度降低，细胞内的高浓度钙和重金属会因浓度差异而脱离到细胞外液中，细胞内的重金属也会慢慢地排出，即存在于细胞内的重金属因细胞内外部的浓度差异而逐渐排出，由此，活性氧也减少，炎症也会减少，这就是EDTA螯合疗法的基本原理。

　　EDTA 螯合疗法在美国被应用于钠、铁、汞、砷、铀等各种金属污染的治疗，急性钙中毒症治疗，以及心脏病治疗中。EDTA 螯合疗法能清除血栓中的钙，还能减少血管壁中因活性氧导致的血栓，减少炎症反应，有改善血液循环的效果。

　　与此同时，注射中包含的丰富抗氧化剂能起到分离和消除活性氧的作用。有研究者曾让 10 名末梢动脉堵塞症患者接受了 10 次螯合治疗，发现他们的行走路程变长，下肢疼痛减少。有因为糖尿病并发症而产生末梢神经炎的患者通过螯合治疗改善了神经炎的症状。多发性硬化症患者的症状也得到好转，另外白内障也有所改善。

　　然而，即使它拥有不错的治疗效果，以美国心脏学会为首的一部分机构仍然对螯合疗法有着许多批判的观点。事实上，螯合疗法大部分以临床案例传播，很少有大规模的临床研究。

　　尽管存在着这样的担忧，在美国，接受螯合治疗的患者还是逐渐增多，根据美国国民健康调查资料，美国 2007 年接受螯合治疗的患者从 2002 年的 66 000 名增加到 111 000 名，增加了 68%。

　　2003 年，在美国国立卫生研究院进行了大规模的二重盲检法研究，其研究结果在 2013 年初得以发表。二重盲检法是指将接受治疗的患者分为两组，治疗者和被治疗者都不知道他们使用的是治疗剂还是对照药，在这种状态下完成治疗，然后得出研究结果。这是一种最值得信任的研究方法。

　　美国国立卫生研究院以 50 岁以上、有心肌梗死病史的 1708 名患者为对象，从 2003 年 9 月起到 2011 年 10 月进行了 55 个月的治疗，并对接受 340 次 EDTA 螯合治疗的 839 名患者和使用对照药治疗的 869 名患者（其中有 289 名患者放弃治疗）进行了结果分析。因为病情复发再次接受冠状动脉手术的患者，螯合疗法组中有 15%，对照组中为 18%，螯合疗法组的危险率降低了 19%；因心绞痛住院的患者，螯合疗法组中有 1.6%，对照组中为 2.1%，螯合疗法组的危险率降低了 28%。在 55 个月的研究期内，没有发现螯合疗法会产生特别的副作用，从而确认了螯合疗法是有助于防止心肌梗死复发的安全且有效的治疗法。

　　另外，我也曾亲身见证过螯合疗法的效果。有一位 69 岁的男性患者，他因为胸痛而在地方医院接受冠状动脉造影检查，结果显示 40% 的冠状动脉堵塞。我给他做了 30 多次螯合治疗，结果，他的冠状动脉疾病完全治愈，连续 5 年都没有发生过胸痛。另外一个患有血管性痴呆、几乎无法进行思想沟通的 52 岁女性患者，在为其进行 30 次螯合治疗后，已经可以进行情感表达和思想沟通了。

　　根据 2013 年 3 月美国医学杂志上发表的研究结果，在一项获得美国国立卫生研究院支持、为期 10 年的研究中，对患有冠状动脉疾病的患者进行了 5 年以上的观察，发现接受螯合治疗的人与未经此治疗的人相比，再次接受冠状动脉手术的人数要少。

　　尽管 EDTA 不会产生特别的副作用，是相对安全的治疗剂，但有时会引起注射部位的疼痛，同时伴随着头痛、恶心、发热。这些症状大部分会在 1 ～ 3 小时内自然消失。然而，也有发生突发性的低血压、肾功能障碍的风险，虽然这些情况很罕见，但还是要与专家商议后再进行治疗。螯合疗法中使用的 EDTA 与重金属结合后以小便的形式排泄出去，所以有肾功能问题的患者需要注意。

过滤血液中废弃物的血液净化治疗

血液净化治疗是指通过血液净化仪器，将血液以每分钟 50 ～ 80mL 左右的速度慢慢排出，过滤掉废弃物后，再次送回血管中的循环系统。治疗方法与献血类似，仅提取血浆或血小板的一部分血液。血液净化是通过 2 个特殊的过滤器过滤血液，第一个过滤器分离血液成分中的血细胞和血浆。通过第一个过滤器的筛选分离出来的血细胞再次回到血管中，血浆留在第二个过滤器内。通过第二个过滤器，除去比蛋白质更大的废弃物，剩下的干净血浆再送回血管中。

血液净化治疗是过去血浆交换治疗法的最新发展形态。血液是由白细胞、红细胞、血小板等血细胞以及血浆构成的。过去的血浆交换法，是将患者的血细胞和血浆分离，丢弃所有的血浆，再注入健康人的血浆。它是治疗输血的副作用、新生儿黄疸、严重的免疫疾病和高危家族性高脂血症等疾病的方法。

　　过去，血浆交换法使用过滤器分离血浆和血细胞，分离患者血浆中成为疾病诱因的物质后，血细胞再送回患者体内。因为需要扔掉患者的所有血浆，补充健康人的血浆，所以副作用很多，费用也很高。

　　然而使用分离血细胞和血浆的过滤器分离血细胞后，将有问题的血浆在第二个过滤器中分离过滤后，让干净的血浆再次回到患者体内。因为无须输入其他人的血浆，所以几乎没有副作用。

　　血液净化治疗能够除去血液中累积的废弃物，特别是导致衰老的变形的脂肪和蛋白质。废弃物溶于血浆，使血液浑浊黏稠，附着于血管壁，诱发动脉硬化症。胆固醇和后期糖化产物是诱发动脉硬化症、加速老化的代表性废弃物。这种废弃物积聚在眼睛的晶状体上，会导致白内障；积聚在皮肤上，会使皮肤老化；积聚在关节上，会导致退行性关节炎。另外，这种异常蛋白质积聚在脑细胞的话，就会导致阿尔茨海默病或帕金森病等退行性大脑疾病。

　　我们身体内部不断地产生细胞，反复分解细胞。呼吸的空气和摄取的食物在身体中被使用，继而转化为废弃物被排出。人年纪越小，产生的新细胞越多，废弃物分解得越干净；年纪越大，产生的新细胞越少，废弃物越多。这些废弃物是造成老化和动脉硬化的原因。使用血液净化治疗的话，可以筛选出这些废弃物。血液治疗通过除去血液中的废弃物，使清洁干净的血液流遍身体的各个角落，能缓和动脉硬化症，减少血管性痴呆的发生，有改善注意力和运动能力的效果。现在，在德国、日本和中国台湾地区，血液净化治疗都已成为抗衰老治疗的重要方法。

　　血液净化治疗的抗衰老效果是在治疗其他疾病时带来的附加效果。血液净化治疗主要用于治疗家族性高脂血症、风湿类免疫疾病、严重的输血副作用或者糖尿病性视网膜病变等疾病。

　　在韩国，血液净化治疗也主要用于减轻输血副作用，治疗严重的外伤或败血症等毛细血管疾病，也在肝或心脏移植前为减少排异反应而使用。引起老化的废弃物因为是逐渐形成的，所以以抗衰老为目的的血液净化治疗，在中国台湾地区是推荐 1 年做 3 次，德国是 1 年做 2 次。

　　血液净化治疗在冠状动脉疾病、老年性视网膜疾病、末梢动脉堵塞症等多种疾病的治疗中都有显著的效果。1998 年日本金泽大学医院对 130 名被确诊为冠状动脉疾病的患者进行了 6 年血液净化治疗，研究结果发表在美国心脏学会报刊上。仅使用药物治疗的患者中，有 36% 的人患上了心血管疾病；而同时使用药物和血液净化治疗的患者中，仅有 10% 的人患上了心血管疾病。同时进行血液净化治疗的患者比仅通过药物治疗的患者心血管疾病的发病率减少了 70% 以上。

　　日本埼玉大学在 2005 年发表了 18 名冠状动脉疾病患者 10 年来的治疗成果。在 10 年观察期内，因冠状动脉疾病死亡的患者一个也没有，18 名中有 4 名完全治愈了此疾病。所以，同时持续进行药物治疗和血液净化治疗的话，可以治愈冠状动脉疾病。

　　2005 年美国的梅奥诊所、伊利诺伊大学医院和德国的血液净化研究组为了验证血液净化治疗的效果，以因视网膜疾病发生视力障碍的患者为对象，进行了为期 12 个月的研究。通过血液净化治疗的患者中，约有 60% 的人视力恢复到可以考取驾照的程度；仅用药物治疗的患者中，仅有 14% 的人恢复了视力。所以，他们发表文章称，血液净化治疗不仅能防止视网膜疾病的恶化，而且是恢复视力的安全有效的治疗方法。

对因糖尿病并发症导致脚趾发生溃疡的患者进行血液净化治疗的结果显示，即使不切除溃疡部位，血液净化治疗依旧可以治愈溃疡。

另外，听力差的老年人坚持做了 1 年的血液净化治疗后，听力得到改善；对家族性的高脂血症患者进行治疗则不仅能减少胆固醇，还有淡化皮肤黄斑的效果。慢性丙型肝炎患者通过血液净化治疗，可消除丙型肝炎病毒，还缩短了副作用严重的干扰素治疗时间和抗病毒治疗时间。

在这些临床经验的基础上，日本将血液净化治疗应用在了治疗高胆固醇血症、吉兰－巴雷综合征、暴发性肝衰竭、手术后肝功能不全、内毒性休克、风湿性关节炎、多发性硬化症、重症肌无力症、全身性红斑狼疮、动脉硬化导致的血管闭塞症、急性药物中毒、溃疡性大肠炎、慢性炎症性末梢神经炎等病症上，疗效显著。日本医疗保险也为血液净化治疗提供了费用保障。

干细胞疗法是理想的治疗方法吗？

最近，干细胞治疗备受瞩目，被看成是克服疑难杂症的新兴医学疗法。也有研究结果显示，接受干细胞治疗的脊柱麻痹患者开始移动双手，走不了路的脑性麻痹患者开始走路。但是在韩国，干细胞治疗剂还未被许可成为正式的治疗剂。因此，韩国人会前往日本和中国接受干细胞治疗，但媒体却将这视为非法的行为。那么，干细胞究竟是什么？它有着什么样的优点和争议呢？

干细胞不同于白细胞、红细胞或肝、心脏，它是未充分分化的细胞，是胚胎阶段的储备细胞。换句话说，它少量存在于各器官中，在器官受到损伤时，分化为需要的细胞，进行治疗。

干细胞也少量存在于血液中，当身体的某个地方受损时，它通过血液移动到损伤的部位，分化为需要的细胞。存在于器官和血液中的干细胞的数量随着年龄的增长而减少，这可以理解为一种老化现象。

干细胞分为胚胎干细胞和成体干细胞两种。胚胎干细胞是卵子和精子相遇、受精后，含有受精卵的遗传因子的细胞。在韩国，有人主张"因为使用受精卵，所以会产生伦理方面的问题，而且使用后也可能发生癌症"，所以干细胞尚不允许在韩国作为治疗剂进行使用。

成体干细胞可从脐带血中分离出来，也可从腹部的脂肪组织或者骨髓中分离出来。从脐带中提取的干细胞在用于治疗别的患者时，需要挑选和供者组织类型相符的患者进行使用。而从脂肪和骨髓中提取的干细胞仅用于本人。这时，因为一次分离的细胞数量不能达到最佳治疗效果，需要对细胞进行培养后再使用。如果培养细胞，1个会变2个，2个变4个，4个变8个，以这种方式增殖。像这样，细胞每增加2倍，称为"1代"。当细胞增殖到7代以上时，细胞固有的功能就会变化。因此，接受干细胞治疗时，一定要弄清楚细胞培养经历了几代。虽然可以把提前培养的干细胞进行冷冻，在需要时解冻使用，但是在作为治疗剂使用时，也要考虑到"干细胞在冷冻和解冻过程中，会有一部分细胞功能减退"的问题。

干细胞疗法作为脊椎损伤、关节疾病、心肌梗死的治疗方法，直接注射到脊椎、关节、心脏的冠状动脉能获得好的治疗效果。阿尔茨海默病、脑梗死后遗症、糖尿病并发症、动脉硬化等全身性疾病则可以选择静脉注射治疗。

在干细胞治疗中，最重要的因素是干细胞的数量和质量。另外，建立与治疗目标相符的治疗计划也很重要。为了使注射的干细胞很好地落户，分化为需要的细胞，全身血液循环、治疗部位的血液循环、激素水平、营养状态等患者个人的健康状态也非常重要。

目前在韩国，食品和药物管理局许可的干细胞治疗剂有心肌梗死治疗剂、关节治疗剂，以及以克罗恩病为代表的慢性免疫性大肠炎治疗剂。除此之外，无数人在研究干细胞的输出法和培养法。作为治疗疾病的方法，干细胞治疗需要走的道路还很长远，但不管怎样，我们期待有朝一日干细胞疗法能够大众化。

结束语

告别疲劳，清爽地生活

"初生牛犊不怕虎"，这句话用在我身上挺贴切。当初仅仅是凭借自己发表在杂志上的文字，以及上传到博客中的200多篇文章，就开始着手准备这本书的出版了。我的初衷很简单，就是让那些总感觉身体疲惫，却无法准确描述疲惫原因的人们，能更加正确地认识自己的身体，找到健康、不疲惫的生活之道。

我之前在大学医院工作了15年，因为主要针对的是心脏疾病及重大疾病患者，所以没有对疲劳进行过单独的思考。然而，在开设了私人医院后，很多前来咨询的患者虽然健康状态良好，却总抱怨身体疲劳。下至20岁的年轻人，上至60多岁的老人，各个年龄段里都有抱怨身体疲劳的人。

如果放任疲劳状态不管，不仅当前的生活品质会下降，以后还很可能会发展成严重的疾病。其实，这种"疾病预备阶段"是可以通过平衡工作和生活，以及饮食、运动、解压等努力得到控制的。预防是最好的治疗。我希望帮助这些不疼痛但也不健康的人，提前检查自己，解决问题，重新找回健康。

　　20多年前，我在瑞典留学时遇见的人，无论男女老少都非常健康。大家早早地结束工作，要么运动，要么和家人一起度过闲暇的时间。另外，无论年龄大小，人们都保持着强健的体力，这让我印象特别深刻。即使是上了年纪的老人，依旧独立地解决各种生活上的问题。我一边羡慕他们的独立个性，一边又不免以东方人的性情去批判，总感觉年轻人不赡养老人令人感到心酸。

　　瑞典人的健康状态可以从2012年世界保健机构的调查结果中窥见一二。调查结果显示，瑞典人的平均寿命为81.7岁，尽管只比韩国80.7岁的平均寿命多一年，但74岁的健康寿命要比韩国的71岁多3年。干净的自然环境，竞争相对平缓的社会环境，全世界最高的烟酒价格，我想这些都是保证瑞典人健康的不可或缺的因素。我以亲身体验到的瑞典为基石，对瑞典的社会制度、饮食生活、运动、教育、健康保险等进行了记录。有关政治、社会、福利等方面的问题，你可以到瑞典政府官方网站（www.sweden.se）的英文版面上获得详细介绍。

　　我亲身体验了瑞典在教育、职场等方面的福利制度。回到韩国，让孩子在韩国接受教育，并且开设了自己的私人医院以后，面对众多前来就诊的患者，我突然明白了为什么大家都称瑞典的福利制度是"从摇篮到坟墓的彻头彻尾的福利制度"，也明白了这种国家制度对公民的健康和生活品质带来多么巨大的影响。另外，在尊重公民自由的瑞典，对吸烟和饮酒却几乎是强制性地监管，而国民对此也很支持，这一点也让我印象深刻。

　　我在书中将自己体验到的瑞典人的健康秘诀和韩国的状况进行对

比，希望借此让更多国民能充分了解消除疲劳的方法。相信读者也会对瑞典的制度和国民魅力越发痴迷。尽管会有人质疑书中是否过于美化瑞典，但本人强调，一切内容都是如实写就的。

过去写过的文章也按照这本书的宗旨重新进行了编辑。我习惯了写学术论文或者两三页的短文章，但考虑到普通读者读起来会感到过于生硬，所以我尽可能地让文字读起来顺畅、易懂。按照主旨重新编排和整理绝对不是一件容易的事。20多年前在瑞典写博士论文时的艰辛岁月再次走马灯似的在我的脑海中回放。当时我耗时1年多整理了国际学术报刊上发表的研究论文与个人的研究内容，才完成博士论文。因此，我暗暗担心这本书是否真的能出版。但担忧之余，我尽最大的努力工作，尽管有所不足，最终还是让本书面世了。

医生的基本医学知识尽管是从学校获得的，但治疗患者的真正秘诀必须以亲自接触各种患者为基础，不断地从实践中获得。我也是从过去30多年的从医经历中积累且将继续积累经验。这本书分享了我的从业经验，目的是让所有人都不再莫名地感到疲劳，开启健康长寿的生活模式。

谨以此书送给所有热爱生活的人。并借此机会，对不断鼓励和支持我的家人、同行、朋友，以及负责编辑此书的编辑表达深切的谢意。